Perspectives pour l'hospitalisation en Psychiatrie publique adulte

Dans le contexte de la démarche qualité et de la tarification à l'activité

Mémoire pour le Master 2 AMES

Directeur: Pr Dominique Bertrand

Auteur: Dr Jean Sixou

(Praticien Hospitalier, chef de service, Etablissement Public de Santé Barthélémy Durand - Etampes 91152)

Titre: Perspectives pour l'hospitalisation publique en Psychiatrie adulte.

Sous-titre: Dans le contexte de la démarche qualité et de la VAP.

Objectif: Evaluation des différents types d'organisation de l'hospitalisation en psychiatrie

Méthode: Approche comparative et critique

Résumé:

Le système hospitalier public français en psychiatrie est organisé depuis les années 70 sur le modèle de la sectorisation. Cette organisation associée aux progrès de la thérapeutique médicamenteuse a permis l'autonomisation d'un grand nombre de patients qui auparavant vivaient à l'hôpital. Elle a permis, de même, une réduction considérable du nombre des lits et des journées d'hospitalisation.

L'évolution des contextes économiques, des bonnes pratiques médicales, des exigences en matière de qualité des soins et des modes de financement par projet tenant compte de la mesure de l'activité permet de penser qu'une organisation différente basée sur la départementalisation serait aujourd'hui plus pertinente.

Cette départementalisation est un mode d'organisation de l'hospitalisation qui repose sur un projet thérapeutique précis et non plus sur la seule provenance géographique des patients. Nous présentons les avantages et les inconvénients d'un tel système.

Les considérations présentées dans ce travail ne sont pas le fruit d'une doctrine idéologique ou politique particulière, mais sont déterminés par les orientations prises en Europe en matière de new public management.

Mots-clés:

Psychiatrie, hôpital public, organisation, sectorisation, département, qualité, financement, new public management.

PLAN

I - Introduction

    A- Le rapport de la Cour des Comptes

    B - Les difficultés du contexte

        1 - Une conjoncture économique défavorable

        2 - Une évolution programmée des modes de financement

        3 - Le développement de la politique qualité

        4 - Les progrès scientifiques et l'Evidence Based Medicine (EBM)

        5 - les caractères propres de la psychiatrie hospitalière

        6 - Le débat relatif au "New Public Management"

    C - Les modèles organisationnels

II - Les éléments du contexte

    A- Le management par la qualité

        1 - Accréditation ou certification des hôpitaux psychiatriques

        2 - Qualité des soins, référentiels de bonnes pratiques

        3 - Gestion des risques et discussion bénéfice-risque

        4 - La satisfaction du "client"

5 - Information du patient et éducation thérapeutique

B - Le financement à l'activité

1 - La tarification à l'activité (T2A)

2 - La dotation globale (DAF)

3 - L'activité en psychiatrie (RIM-P et VAP)

C - Les déterminants de l'hospitalisation en psychiatrie

1 - La dangerosité du comportement

2 - La gravité des troubles

3 - La thérapeutique

4 - Le handicap et la perte d'autonomie

III - Les modèles organisationnels

A - Le modèle français actuel

1 - Organisation actuelle :

2 - Situation actuelle de l'hospitalisation

a) Sectorisation

b) Départementalisation

c) La "polarisation" en psychiatrie

d) Un manque important de structures médico-sociales,

e) Les alternatives à l'hospitalisation

3 - La conjoncture actuelle: 5 facteurs essentiels

    a) La réduction prévisible des budgets alloués à la psychiatrie

    b) L'application de la VAP

    c) Le management par la qualité

    d) Les perspectives scientifiques

    e) Les exigences du "client"

4 - Modèles possibles

    a) Le maintien de la sectorisation intégrale actuelle

    b) Le modèle de la départementalisation totale

    c) Sectorisation pour l'ambulatoire et départementalisation pour l'hospitalisation.

B - L'organisation par départements

1 - Départementalisation définition

2 - Types de structures

    a) Structures d'hospitalisation libre

    b) Structures d'hospitalisation sous contrainte

    c) Structures pour patients à risque comportemental

    d) Structures d'addictologie

e) Structures pour adolescents

f) Structures de géronto-psychiatrie

g) Structures de type médico-social, MAS ou foyers

h) Alternatives à l'hospitalisation

C - Avantages et inconvénients

1 - Avantages

a) Financement par projet

b) Spécificité et cohérence de la prise en charge

c) Meilleure formation technique des équipes médicales et de soins

d) Mise en place de protocoles connus de tous

e) Qualité des soins améliorée

f) Limitation du nombre de GHS par unité

g) Séparation de l'hospitalisation libre et sous contrainte

h) Le problème de l'hébergement en psychiatrie

i) Meilleure mise en conformité

2 - Inconvénients

a) La sur spécialisation médicale

b) L'affectation des praticiens hospitaliers

c) Le problème de la sélection des patients

d) La monotonie du travail

IV - Conclusion et perspectives

    A - Scénarii organisationnels possibles

        1 - Maintien de la sectorisation en psychiatrie hospitalière et ambulatoire

        2 - Application de la départementalisation pour l'hospitalisation

        3 - Départementalisation partielle ou progressive d'un hôpital sectorisé

        4 - L'occurrence de ces scénarii est liée à l'évolution de l'environnement économique et à ses incertitudes

        5 - Quelle est la place des pôles en psychiatrie?

    B - Evolutions prévisibles du contexte

        1 - Un redécoupage de la spécialité psychiatrie

        2 - Une sur spécialisation des psychiatres

        3 - Une réduction progressive du poids de l'hébergement à l'hôpital

        4 - L'hospitalisation sous contrainte demeure la part incompressible de la psychiatrie publique

        5 - Une dissociation des prises en charge médicale et médico-sociale.

6 - Une diversification des modes de financement

7 - Une concurrence de l'offre de l'hospitalisation privée pour les pathologies légères

C - Idées et pistes de réflexion:

1 - L'hospitalisation psychiatrique libre (SPL) pourrait être organisée sur le mode de la départementalisation et financée par un système de dotation globale pondéré par l'activité.

2 - L'hospitalisation sous contrainte (SPDT, SPPI, SPRE) ne devrait être financée que sous forme de Mission de Service Public.

3 - Les CMP pourraient être financés à l'activité et répartis en sous secteurs de population de 30000 habitants.

4 - Un regroupement global des structures d'hospitalisation lourdes au niveau d'un département ou d'un territoire de santé.

5 - Un développement du secteur médico-social permettrait une réduction significative des journées d'hospitalisation

6 - La nomination par le Ministère de la Santé d'un Directeur Médical par hôpital qui pourrait être formé par l'EHESP.

7 - Enfin pour ce qui est du New Public Management...

D - Tableau de synthèse

V - Bibliographie

I - Introduction

A - Le rapport de la Cour des Comptes

Pour le rapport 2011 de la Cour des Comptes, les pathologies psychiatriques arrivent au troisième rang de fréquence en France après les cancers et les maladies cardio-vasculaires (Cour des comptes, L'organisation des soins psychiatriques: les effets du plan psychiatrie et santé mentale 2005-2010, rapport public thématique, décembre 2011).

Les pathologies psychiatriques touchent environ 25 à 30% de la population générale.

Près de 3 % de la population française souffre de troubles psychotiques, avec un retentissement majeur sur la vie affective, sociale et professionnelle (enquête « Santé mentale en population générale : images et réalité », réalisée entre 1999 et 2003).

Elles représentent en 2011 un cout de 13Md€ par an pour la seule assurance maladie soit 7% environ de ses dépenses. Si l'on prends en compte les couts économiques et sociaux liés à leur prise en charge sociale et médico-sociale on arrive à 107 Md€.

La cour des comptes dénonce aussi le poids excessif de l'hospitalisation complète en psychiatrie.

L'offre de soins se répartie entre l'hospitalisation complète publique et privée, les alternatives à l'hospitalisation, les prises en charges ambulatoires par les structures extrahospitalières de type CMP (Centre Médico-Psychologique) et les consultations de la psychiatrie libérale.

Le rapport de la cour des comptes évoque aussi un développement insuffisant des alternatives à l'hospitalisation.

Même si la réduction des lits s'est poursuivie entre 2001 et 2010, un grand nombre d'hospitalisations resteraient injustifiées ou trop prolongées du fait d'un mauvais "chaînage" avec les structures médico-sociales.

Nous manquons en effet de maisons d'accueil spécialisées, de foyers d'hébergement, de foyers médicalisés et de logements adaptés à des patients handicapés du fait de leurs troubles psychiques.

Sans ignorer l'évolution de la psychiatrie dans son ensemble nous centrerons ce travail sur l'hospitalisation psychiatrique des patients adultes dans le service public telle qu'elle se présente aujourd'hui et sur son devenir probable sous l'effet d'un certain nombre de facteurs et contraintes externes dans les années à venir.

Un certain nombre de contraintes pèsent actuellement sur la psychiatrie hospitalière. Elles s'exercent tant sur le plan financier que sur celui de l'efficacité thérapeutique des méthodes employées. Il s'y ajoute les exigences du patient/client en matière de sécurité, de rapport bénéfice-risque, de respect des droits de l'homme ou d'accès à l'information médicale.

Nous tenterons d'envisager les scénarii possibles quant à son devenir et à son organisation dans les années à venir.

B - Les difficultés liées au contexte

Nous tiendrons plus particulièrement compte dans notre approche de l'impact d'un certain nombre de facteurs contemporains. Certains sont en partie liés à la crise économique que connaissent les démocraties européennes et d'autres à l'évolution moderne des politiques publiques en particulier sur le plan du management. Ces évolutions ont abouti en France à la RGPP ou Révision Générale des Politiques Publiques issue du "New Public Management" Européen.

1) Une conjoncture économique défavorable

Cette dernière est liée principalement à un déficit de recettes de la Sécurité Sociale et à des dépenses de santé qui augmentent tous les ans plus vite que le PIB.

La CADES (Caisse d'amortissement de la Dette Sociale) est contrainte à compenser ce déficit par des emprunts dont les taux d'intérêt augmentent au même rythme que l'endettement de l'Etat français et de celui de la dégradation de l'évaluation de la France par les agences de notation internationales.

Nous cherchons depuis de nombreuses années à réduire les dépenses de santé. D'un point de vue collectif, cela nous apparaît comme une nécessité. Mais dans une logique strictement individuelle, qui a réellement intérêt à cela? Les patients qui souhaitent être mieux soignés et remboursés? Les médecins et personnels paramédicaux qui souhaitent maintenir ou augmenter leurs revenus? Les directeurs d'hôpitaux qui aspirent à la paix sociale? Les Maires qui comptent sur la création de nouveaux emplois? Ou peut-être les laboratoires pharmaceutiques qui espèrent vendre plus de médicaments couteux?

Lorsqu'on évoque les dépenses de la santé, certains répondent que la santé est en fait un investissement et qu'elle doit avant tout être envisagée sous cet angle. Mais peut-on vraiment penser que l'organisation actuelle égalitaire et solidaire de notre système de santé réponde à une véritable logique d'investissement?

2) Une évolution programmée des modes de financement

Le changement prévu consisterait, pour les hôpitaux psychiatriques, à passer du budget global (ou Dotation Annuelle de Fonctionnement) à la tarification à l'activité (T2A) rebaptisée pour le contexte: Valorisation de l'Activité en Psychiatrie (VAP).

De nombreuses difficultés existent dans la mise en place de ce mode de financement. D'une part, la psychiatrie de par sa nature et en tant que spécialité médicale se prête peu à ce type d'évaluation, d'autre part, les médecins et personnels paramédicaux acceptent mal et donc ne coopèrent que très difficilement à la mise en place d'une telle organisation.

3) Le développement de la politique qualité

La démarche qualité, elle-même issue du monde industriel (Norme Iso 9000), donne depuis les années 2000 une place centrale aux exigences et à la satisfaction du "client" au même titre qu'elle priorise des questions de sécurité et de gestion des risques.

Elle insiste aussi sur le respect des droits de l'homme dont découlent ceux du patient et sur l'information médicale du patient baptisée "Education Thérapeutique".

4) Le progrès scientifique et l'Evidence Based Medicine (EBM)

Malgré les effets d'annonce répétés des firmes pharmaceutiques, les connaissances en matière de thérapeutique médicamenteuse en psychiatrie n'ont progressé que très lentement et très peu depuis la découverte des grandes familles de psychotropes au cours des années 50.

La médecine "fondée sur les preuves" tend, de son côté, à remettre en cause la validité d'un certain nombre de pratiques médicales et psychothérapiques, et cela, tant du fait de leur absence de fondement scientifique théorique que de leur manque d'efficacité démontrée.

Cette exclusion progressive ne signifie pas qu'il ne serait plus possible ou qu'il serait "interdit" de les pratiquer mais que, par contre, il n'y aurait pas ou plus de raison scientifique ou de "service rendu" qui justifierait leur remboursement ou leur prise en compte par l'assurance maladie.

5) les caractères propres de la psychiatrie hospitalière

La psychiatrie hospitalière fonctionne comme une mission de service public particulière, fortement marquée par l'une de ses spécificités qui est la pratique des soins sous contrainte.

Ce mode particulier de privation de liberté est la conséquence directe des risques individuels et sociaux qu'entraînerait un refus de soins par les patients atteints de certaines pathologies mentales.

Cette dimension de la psychiatrie ne peut évidemment pas faire l'objet d'une "marchandisation" ou d'un mode de financement qui reviendrait à aborder les choses de cette manière.

Il n'est pas évident, par contre, qu'une politique qui favoriserait la mise en concurrence des établissements publics soit assimilable à une telle vision des choses. Il n'est pas non plus évident qu'elle ne pourrait pas être bénéfique du point de vue de l'amélioration de la qualité des soins et de la prise en charge des patients.

6) Le débat relatif au "New Public Management"

Les tenants de ce courant de pensée d'origine américaine, mais très relayé par l'Europe, pensent que les administrations publiques doivent être gérées comme des entreprises privées. C'est de ce mouvement qu'est issue la Révision Générale des Politiques Publiques (RGPP) française.

Leur point de vue s'oppose dans notre domaine d'activité, à celui de ceux qui affirment la nécessité d'une "sanctuarisation" du domaine de la santé en particulier de celui de la psychiatrie qui ne devrait relever, selon eux, que d'une vaste mission de service public.

Il y a deux arguments qui plaident en leur faveur et qui sont, d'une part l'existence de l'hospitalisation sous contrainte et d'autre part l'importance des affections longue durée (ALD estimées à 80% de la file active) en psychiatrie publique.

La véritable question est de savoir ce qui définit une entreprise privée et ses spécificités en tant qu'organisation lorsqu'on la compare à une administration publique.

Tant qu'il s'agit de performance, efficience, optimisation de l'outil de production, amélioration de la qualité des soins ou mise en concurrence des établissements, cela ne peut bien évidemment, pas se faire au détriment du patient.

S'il s'agit de prescrire ou de prolonger des soins inutiles, voire dommageables ou générateurs d'un risque supplémentaire pour le patient et cela uniquement parce qu'ils sont source de profit, le problème est différent.

Il en est de même si un patient peut être privé des soins dont il a besoin, uniquement parce qu'ils ne sont pas suffisamment valorisés par le système de financement actuel ou qu'ils seraient source s'ils étaient dispensés, d'une activité déficitaire pour l'hôpital.

Nous tenterons de démontrer que la réalité est plus complexe et que l'approche la plus pertinente, si ce n'est la meilleure, ne peut s'inscrire qu'au delà des positions dogmatiques le plus souvent trop pesantes tant en politique qu'en psychiatrie.

Nous tenterons d'intégrer et de dépasser les dynamiques fondamentales qu'elles recèlent.

C - Les modèles organisationnels

Dans le domaine organisationnel, qui est l'objet de notre présent travail, le modèle français actuel de la sectorisation représente avant toute chose la mise en place d'un découpage géographique par secteurs de population.

Il s'agit d'un modèle que beaucoup associent ou confondent avec le développement de la psychiatrie ambulatoire ou extra hospitalière dont il a facilité le développement dans les années 80.

Ce courant de pensée a été, en France, à l'origine de la "désaliénation", c'est à dire de la fermeture des anciens asiles psychiatriques.

Il faut rappeler que le développement de la psychiatrie ambulatoire a été rendu possible par la découverte des grandes familles de médicaments psychotropes. Ces médicaments, principalement les sels de Lithium et les neuroleptiques, ont permis à un grand nombre de patients de sortir des hôpitaux psychiatriques et de vivre à l'extérieur avec une relative autonomie.

Ils ont été suivis et traités par des structures ambulatoires ou "extra-hospitalières" qualifiées d' "alternatives à l'hospitalisation".

La mise en place de ce dispositif a permis la réduction considérable du nombre de lits d'hospitalisation psychiatriques dans les décennies qui ont suivi.

Pour les hôpitaux publics en général, nous sommes passé de 392 644 lits en 1981 à 277 910 lits en 2008. En ce qui concerne la psychiatrie entre 1991 et 1997 nous avons une réduction de 27 % du nombre de lits pour les adultes et de 42 % pour les enfants. Entre 1999 et 2000 une réduction de 5,4 %. Le nombre de journées en court séjour psychiatrique au cours de la période 1980-2008 a suivi une diminution constante, soit 40 323 en 1980 et 18 233 en 2008 (Source : www.ecosante.fr, d'après données SAE de la Drees).

Si le mouvement de la "désaliénation" avait une visée essentiellement sociale et humaniste, la réduction drastique du nombre de lits qui l'a suivi n'avait de toute évidence que des objectifs strictement économiques.

Il est possible de dire que cette réduction de lits à parfois été excessive dans la mesure ou trop peu de structures médico-sociales ont été ouvertes pour prendre en charge les patients insuffisamment autonomes pour vivre à l'extérieur.

Un certain nombre d'entre eux ont été confrontés à des situations sociales particulièrement difficiles une fois "libérés" de l'hôpital.

Des structures hospitalières ambulatoires, "alternatives à l'hospitalisation", se sont développées parallèlement à la fermeture des lits en suivant une logique et une organisation qualifiée de "sectorielle".

Il semble que si l'on considère les normes et évolutions qui se mettent en place à l'heure actuelle dans un certain nombre de pays, le modèle d'organisation de la sectorisation ne soit plus le plus pertinent, tout au moins pour ce qui est de l'hospitalisation psychiatrique.

Les choses sont plus complexes pour ce qui est de la psychiatrie ambulatoire.

Dans un certain nombre de pays, dont font partie les pays anglo-saxons, il semble que le modèle de la départementalisation se soit naturellement imposé, nous tenterons dans ce travail, d'en expliciter le bien-fondé, les limites et les mécanismes.

II - Les éléments du contexte

A - Le management par la qualité

1 - Accréditation ou certification des hôpitaux psychiatriques

Il y a eu trois accréditations ou certifications dans les hôpitaux psychiatriques depuis 1999.

Les dispositions du plan psychiatrie et santé mentale 2005-2008 relatifs à la qualité en psychiatrie étaient les suivants:

"3.1 FAVORISER LES BONNES PRATIQUES.
3.1.1 Soutenir l'élaboration des bonnes pratiques
3.1.2 Favoriser le bon usage du médicament
3.2 AMÉLIORER L'INFORMATION EN PSYCHIATRIE
3.2.1 Généraliser le recueil d'information médico-économique en psychiatrie.
3.2.2 Consolider le système d'information sur l'activité en psychiatrie
3.3 DÉVELOPPER LA RECHERCHE
3.3.1 Promouvoir la recherche clinique en psychiatrie
3.3.2 Développer l'épidémiologie en psychiatrie et santé mentale"

(Ministère chargé de la Santé, Plan psychiatrie et santé mentale 2005-2008, 2005)

La politique de la qualité ou "démarche qualité" a suscité une évolution de l'ensemble des organisations tant publiques que privées, vers l'objectif que définit le concept américain de "qualité totale" (Total Quality Management).

Sa déclinaison dans les hôpitaux a introduit des changements profonds et importants qui ont d'abord concerné des questions de sécurité, d'organisation et de respect des droits du patient.

Depuis 2010 la démarche qualité s'est orientée vers une rationalisation en profondeur des pratiques médicales.

Cet ensemble de changements est le reflet d'une évolution sociétale qui fait que les décisions et choix vitaux ou lourds de conséquences en matière de santé ne sont plus seulement l'affaire de quelques spécialistes quel que soit leur niveau de compétence, mais de celui qui est concerné en tout premier lieu par leurs conséquences: le patient.

Cette approche a placé le patient devenu "client" au centre du dispositif d'organisation des soins.

Il en est de même du ou des financeurs du système de soins qui demandent aux hôpitaux des comptes sur la manière dont leur argent et en l'occurrence l'argent public est employé.

Le système de certification ou d'accréditation impose aux hôpitaux des critères minima de qualité qui mettent en exergue et exigent le respect d'un certain nombre d'éléments qualitatifs prédéfinis dans le domaine du soin et de la gestion des risques.

2 - Qualité des soins, référentiels de bonnes pratiques

G. Borgès Da Silva écrivait en 2003:

"Dans les établissements hospitaliers, l'existence de référentiels de bonne pratique pourrait permettre de construire un plan cohérent d'amélioration de la qualité des soins. Une requête sur les bases bibliographiques francophones montre une faible

fréquence de publications d'audit interne sur la pertinence des soins.
Pourtant notre expérience d'audit externe montre l'intérêt de l'évaluation de la qualité des soins en hôpital psychiatrique. Nos études constatent le non respect fréquent des règles d'utilisation des psychotropes et l'importance de l'exposition aux risques iatrogènes des patients.

Il existe un hiatus entre la richesse des référentiels et leur faible utilisation, par les établissements, dans les plans d'amélioration de la qualité et donc dans les publications des professionnels concernés. L'analyse de la pertinence de la décision médicale est peu acceptée. La pratique clinique est encore considérée comme un art alors qu'elle est devenue une technique faisant appel à l'expérience collective des pairs."

(G. Borgès Da Silva, la qualité des soins en hôpital psychiatrique: revue de la littérature et perspectives. Santé publique 2003, volume 15, n°2, pp 213-222)

La mise en place de référentiels communs en psychiatrie devrait pouvoir mettre fin aux luttes de chapelles dans lesquelles le principe d'autorité et la croyance personnelle ne cède que très rarement la place à la connaissance scientifique validée.

Le savoir scientifique est lui-même souvent remis en cause au profit de systèmes dogmatiques qui ne relèvent que de l'idéologie ou de la croyance personnelle.

Il est peut-être temps d'évaluer l'intérêt réel et l'efficacité des pratiques de la psychiatrie sur le plan thérapeutique. Le "flou artistique" et l'arbitraire qui semblaient possibles auparavant pourraient être mis à mal tant par les exigences des usagers que par celle des financeurs.

3 - Gestion des risques et discussion bénéfice-risque

Le risque ou aléa thérapeutique doit être accepté (consentement éclairé) par le patient ou ses représentants et la prise de risque doit être clairement justifiée par le praticien en cas de prescription médicamenteuse au même titre que la privation de liberté doit l'être auprès de l'autorité administrative ou judiciaire.

Contraindre un patient à se soigner, c'est à dire le plus souvent à prendre un traitement chimique susceptible d'avoir des effets indésirables, relève de procédures très précises mises en place par la Loi de 2010 sur les droits des patients hospitalisés en psychiatrie.

Dans tous les cas pour qu'il y ait contrainte, il faut qu'il y ait un risque, voire un danger pour le patient ou pour un tiers et que ce risque justifie l'hospitalisation sous contrainte ou le programme de soins, lui-même effectué sous contrainte.

Ce dispositif nous impose une certaine forme de traçabilité indispensable en cas de survenue de l'événement indésirable qui lui-même entraînera une recherche de responsabilité dont l'issue pourrait être source de flux financiers.

4 - La satisfaction du client

La "satisfaction du client" fait partie de la définition même du concept de qualité.

La question en psychiatrie, est de savoir qui est réellement le client que l'on doit satisfaire dans la mesure où les soins peuvent être "imposés" au patient.

S'il n'est pas systématiquement le patient, le client est t'il l'autorité de tutelle de l'hôpital ou le représentant de l'Etat? Ou encore la famille du patient ou une association d'usagers?

Dans tous les cas, il n'est pas particulièrement facile de mesurer le niveau de satisfaction de patients hospitalisés ou traités sous contrainte.

Il n'est d'ailleurs, pas plus aisé d'une manière générale, et en dehors du champ de la psychiatrie, pour les économistes de santé, de déterminer le "différentiel d'état de santé" (Mougeot et Naegelen) d'un patient demandeur ou consentant.

Nous restons donc, en psychiatrie, dans le cadre d'une mission de service public, mais dont l'usager, le patient et le "client" ne sont pas toujours une seule et même personne.

5 - Information du patient et éducation thérapeutique

Informer le patient reste le meilleur moyen d'obtenir son consentement éclairé voire sa satisfaction si tant est qu'il soit lui-même le demandeur de soins et donc le "client".

Dans tous les cas la participation aux soins et à la prise de traitements est indispensable à leur efficacité et repose sur une information adaptée du patient.

L'éducation thérapeutique est un concept clé issu de la diabétologie.

Son idée essentielle est que la meilleure efficacité thérapeutique ainsi que la maîtrise des conséquences à long terme de la maladie dépendent du fait que le patient soit lui-même conscient de ces enjeux et à même d'accepter, de comprendre et de gérer son traitement.

Tout cela est d'autant plus vrai que sa maladie est chronique et qu'il existe un traitement susceptible d'en modifier considérablement le déroulement et les conséquences à long terme.

La mise en œuvre des programmes d'éducation thérapeutique reste une part essentielle du travail des médecins et des équipes de soins.

Il s'avère qu'elle est essentielle car parfaitement adaptée aux pathologies rencontrées en psychiatrie.

Elle demeure par contre, très difficile à faire accepter au patient lui-même. Le fait est, que très souvent, les patients n'acceptent pas et ne reconnaissent pas leur pathologie (anosognosie) et donc refusent de se soigner tout au moins pendant les premières années qui suivent l'annonce de leur maladie.

Il est utile, par ailleurs, de rappeler que 90% des actions en Justice intentées contre des médecins le sont pour défaut d'information. La demande d'information par les patients est en général bien réelle et paraît, en 2012, légitime.

L'absence de consentement aux soins pourrait être, dans un certains nombre de cas, la conséquence directe d'un manque d'information.

Le secret médical ne peut pas être opposé au patient lui-même, même si nous avons le sentiment ou la certitude qu'il peut du fait de sa vulnérabilité, être manipulé par son entourage. Nous savons, de même, que des informations telles que celles contenues dans son dossier médical pourraient être utilisées par des tiers contre ses intérêts.

L'information du patient est ce qui fait la différence fondamentale entre un acte thérapeutique invasif ou contraignant et une maltraitance. C'est l'information du patient qui lui permet d'exprimer un consentement qualifié d' "éclairé" si tant est que ce dernier puisse être recueilli.

Dans tous les cas, la vision du médecin de l'intérêt du patient et celle du patient lui-même peuvent considérablement différer.

B - Le financement à l'activité

1 - La tarification à l'activité (T2A)

Selon Mougeot et Naegelen, qui reprennent les travaux de R. Fetter :

" La production se traduit par la fourniture d'actes lors de séjours de patients regroupés dans une classification des pathologies reposant sur l'homogénéité des séjours et faisant l'objet d'une mesure normalisée. Chaque patient hospitalisé fait l'objet d'un Résumé de Sortie Standardisé et est classé dans un groupe de diagnostic auquel est associé un certain nombre de points dans le cadre d'une échelle standardisée basée sur une échelle nationale des coûts." Mougeot Michel, Naegelin Florence, Régulation et tarification des hôpitaux, Ed Economica, avril 2011.

2 - La dotation globale (DAF)

Le financement de la psychiatrie publique est depuis 1983 global (Dotation Globale ou Dotation Annuelle de Fonctionnement).

Il est basé pour chaque hôpital sur la pérennisation de situations antérieures souvent inégalitaires et parfois peu ou plus justifiées. Il ne tient pas compte de l'évolution des populations pas plus qu'il ne tient compte de l'activité hospitalière et ambulatoire réelles des l'hôpitaux.

Ce système a toujours constitué un frein au développement quantitatif et qualitatif de la production de soins.

Il pérennise et accentue des situations d'inégalité entre hôpitaux dont le financement n'est plus en lien direct avec l'activité.

Le plafonnement des dépenses qu'il constitue demeure néanmoins nécessaire. Cette limitation se fait globalement au niveau national par l'ONDAM (Objectif National des Dépenses d'Assurance Maladie) qui progresse chaque année en fonction de divers critères. Il a progressé de 2,31% en 2011 pour la psychiatrie publique sous DAF et de 0,93% pour la psychiatrie privée sous OQN (Objectif Quantifié National).

3 - L'activité en psychiatrie (RIM-P et VAP)

Il est apparu au fil du temps, que l'activité réelle devait, malgré tout, être évaluée et pouvait servir à justifier le maintien ou la réduction du budget global d'un établissement ou encore être utilisée comme clé de répartition d'une enveloppe budgétaire entre divers hôpitaux.

Cette idée de répartition des budgets en fonction de l'activité, pourrait par ailleurs, être appliquée au niveau des services et des pôles, c'est à dire au sein d'un même hôpital. Cela introduirait la notion de concurrence à l'intérieur d'un même établissement. Cette incitation à la compétitivité interne pourrait s'inscrire dans le sens d'une activité plus importante et peut-être de meilleure qualité.

D'une manière générale la mesure de l'activité associée au plafonnement des financements ne pourrait que compenser l'effet limitant de ce dernier. L'association du budget global et de l'évaluation de l'activité reste en ce sens intéressante et propice à encourager la qualité du travail.

Une tarification exclusive à l'activité pourrait par contre, nous ramener à ce qu'à été le caractère inflationniste du prix de journée ou aux problèmes que pose actuellement la T2A dans les hôpitaux MCO.

Il pourrait ainsi entraîner la psychiatrie dans ce que connaissent en ce moment les hôpitaux généraux, à savoir, une tendance à la sélection des patients et des prises en charge en fonction de leur valorisation financière.

Cette éventualité irait en psychiatrie à l'encontre de la notion même de service public.

La piste d'une tarification à l'activité en psychiatrie a été étudiée depuis 1989 au travers du développement d'un Programme Médicalisé des Systèmes d'Information (PMSI). Le "groupe des 13" à entre 1990 et 1994, été chargé de travailler à la mise en place d'un tel système et des travaux techniques se sont poursuivis de 1995 à 2004.

En 2004 le PMSI Psy a été renommé VAP (Valorisation de l'activité en Psychiatrie) afin de proposer un nouveau modèle de financement pour la psychiatrie publique.

En 2005 est mis en place le RIM-P (recueil d'informations médicalisées en psychiatrie) dans plusieurs établissements expérimentateurs.

Depuis juillet 2006 tous les établissements doivent recueillir leur activité en utilisant le RIM-P.

A ce jour (2012), la VAP reste un système complexe qui n'a pas encore été mis en place dans les établissements psychiatriques qui restent sous DAF, tout en sachant que leur activité réelle est évaluée par les DIM (Départements d'Information Médicale).

Le plafonnement des dépenses du budget global associé à la prise en compte de l'activité (RIM-P) utilisée comme clé de répartition budgétaire entre établissements pourrait inciter à une certaine compétition entre établissements et donc à une plus grande qualité et efficacité des soins.

Le nombre global de patients potentiels dans un secteur géographique donné est connu de même que la prévalence et l'incidence de chaque pathologie psychiatrique. Il est donc possible de prédire le cout global de leur prise en charge au niveau d'un département ou d'un territoire de santé voire au niveau national.

Il reste à chaque établissement ou service de psychiatrie, d'organiser au mieux leur prise en charge afin de "capter" la clientèle potentielle de son secteur et ainsi de justifier le maintien de son budget.

Libre à chaque hôpital de se positionner sur ce "marché" et de tenter d'en prendre les parts qui lui reviennent.

Nous sommes dans cette hypothèse, proche d'un système par capitation puisque nous savons que la dépense globale pour un patient (ou "trajectoire de soins") peut être anticipée si l'on a accès à des paramètres tels que l'âge, le sexe, la prévalence et l'incidence de sa ou de ses pathologies.

Si le secteur de la santé ne peut, par lui même, être totalement livré aux lois du marché, il n'en demeure pas moins que le patient ou "client" se comporte comme un consommateur qui peut être amené a choisir son financeur ainsi que son prestataire de soins médicaux si le "marché" lui en donne la possibilité.

Dans tous les cas, il est logique et juste que le plus actif et le plus efficace soit rémunéré en conséquence. Nous sommes, économiquement parlant, dans une logique de concurrence imparfaite.

Cette concurrence pourrait le cas échéant, être utile pour stimuler la recherche de l'efficacité et de l'efficience dans le service public hospitalier.

Nos considérations éthiques nous empêchent souvent de poursuivre le raisonnement économique trop loin. Le fait est cependant, que si la santé est un droit fondamental, les biens et services qui permettent de la conserver ou de la recouvrer sont des marchandises auxquelles s'appliquent les mêmes règles que celles en vigueur dans les autres secteurs de l'économie.

Si la santé est par elle même "sacrée", n'a t'on pas un peu trop sacralisées des thérapeutiques imparfaites et couteuses ou l'opinion par trop idéologique de spécialistes parfois faussée par des conflits d'intérêt?

Dans tous les cas, l'association du plafonnement budgétaire et la mesure de l'activité sont nécessaires et complémentaires, l'une répondant aux contraintes économiques du moment et l'autre à un souci d'optimisation, de performance et d'équité entre hôpitaux.

La question reste de savoir comment mesurer en psychiatrie cette activité réelle. Il demeure essentiel sur ce point, de prendre en compte la ou les spécificités de cette discipline sans négliger ce qui fait l'efficacité de telle ou telle pratique.

Un autre point essentiel serait de ne pas sous valoriser la prise en charge de certaines pathologies.

La valorisation de l'activité renforce la possibilité pour le politique ou tout au moins pour les structures gouvernementales qui le représentent de contrôler directement, de réglementer et de décider de ce qui est thérapeutique et de ce qui ne l'est pas.

Ce point paraît crucial et particulièrement problématique en psychiatrie.

*" La difficulté dans cette activité est que vous ne pouvez pas changer le travail de soin, car il est déterminé par la technologie et la spécialisation des tâches. Le manager ne peut pas changer cela; la seule chose qu'il peut faire, c'est couper les crédits. La politique de restructuration hospitalière entraîne réorganisation sur réorganisation. Les managers font la chaise musicale et rien ne change. Il est très difficile de changer une organisation du travail si vous ne connaissez pas de façon intime le métier. Les administratifs de la santé ne peuvent comprendre qu'avec énormément de difficultés ce qui se passe chez les cliniciens. Cela ne veut pas dire qu'il faut laisser faire les cliniciens. Cela veut dire qu'il faut les amener à prendre eux-mêmes en charge le problème.
"* (Henri Mintzberg)

C - Les déterminants de l'hospitalisation en psychiatrie

Qu'est ce qui justifie l'hospitalisation et sa prise en charge en psychiatrie?

Quel type d'hospitalisation relève d'une prise en charge par la Sécurité Sociale ?

Qu'est ce qui pourrait, en psychiatrie, relever d'un autre type de prise en charge, telles qu'assurances privées ou mutuelles ?

Il est possible d'aborder l'hospitalisation en psychiatrie sous des angles divers. Celui des facteurs qui déterminent sa survenue nous apparaît particulièrement intéressant et pertinent pour mettre en évidence un certain nombre de dysfonctionnement du système.

Certains de ces facteurs sont directement en rapport avec les missions de l'hôpital, d'autres sont le symptôme des défaillances du système dans le domaine de la prise en charge des urgences sociales en particulier celles qui concernent les problèmes d'hébergement reliés ou non à des pathologies psychiatriques.

Il est clair que l'ensemble de ces facteurs pourrait être pris en compte dans la détermination du niveau et du mode de financement de tels séjours.

Ces principaux facteurs nous ont paru être les suivants:

1 - La dangerosité du comportement

L'un des déterminants parmi les plus spécifiques à la spécialité psychiatrie est celui de la dangerosité réelle ou supposée du comportement de certains patients atteints de pathologies en particulier psychotiques.

La constatation de cet état de fait entraîne l'absolue nécessité des soins quitte à les imposer et à rendre obligatoire leur poursuite plus ou moins prolongée.

Il est à noter que cet usage de la contrainte n'existe pas dans les autres spécialités qu'elles soient médicales ou chirurgicales.

2 - La gravité des troubles

Les troubles psychiques peuvent être envisagés sous l'angle de leur gravité ou de leur absence de gravité.

La détresse psychique du patient liée à l'intensité de ses troubles justifie pleinement un certain nombre d'hospitalisations.

3 - La thérapeutique

La lourdeur des thérapeutiques employées peut conduire à une hospitalisation justifiée par la nécessité d'une surveillance médicale continue.

Si l'efficacité ou la pertinence des thérapeutiques utilisées n'était pas démontrée, elle pourrait justifier un moindre remboursement (par exemple dans le traitement de la maladie d'Alzheimer).

Ce raisonnement est appliqué aujourd'hui, en médecine, aux médicaments, mais il pourrait à terme, être appliqué de manière beaucoup plus large à toute forme de prise en charge.

De telles questions ne pourraient que se poser si l'on en était amené à chercher d'autres financeurs des dépenses de santé ou à vouloir en modifier la part de chacun, dans le scenario plus que probable d'un désengagement progressif de l'assurance maladie dans la prise en charge des dépenses de santé.

4 - Le handicap et la perte d'autonomie

L'hospitalisation peut s'imposer, selon que le patient est handicapé, a perdu son autonomie sociale ou est devenu dépendant de tiers dans sa vie quotidienne du fait de sa pathologie psychiatrique.

A ce stade, et bien qu'elle ne soit pas motivée par une nécessité purement thérapeutique, une absence d'hospitalisation pourrait être source de risques supplémentaires pour le patient et son environnement.

La prise en considération de cet aspect préventif et des situations générées par les patients ne pouvant plus faire face à leur quotidien est essentielle dans la gestion de tels risques.

L'usage de la notion de handicap en psychiatrie a fait l'objet de vives polémiques.

Ce facteur nous semble cependant être à l'origine de la majorité des hospitalisations injustifiées ou anormalement prolongées.

L'occurrence de ces hospitalisations excessives nous parait directement liée au manque de structures médico-sociales ou d'hébergement en France.

III - Les modèles organisationnels

A- Le modèle français actuel

1 - Organisation actuelle:

La sectorisation psychiatrique, ébauchée par la circulaire de mars 1960, se présente depuis la loi du 25 juillet 1985, comme un découpage en secteurs géographiques d'environ 72000 habitants et prenant en charge chacun entre 800 et 1600 patients par an.

Chaque secteur y joue le rôle d'une unité de base dans l'organisation de la prise en charge psychiatrique.

Ce type d'organisation est une spécificité française.

En 1987, il existait en France 800 secteurs de psychiatrie générale, dont les deux tiers étaient rattachés à des centres hospitaliers spécialisés et un tiers à un hôpital général.

Ces secteurs sont équipés de structures de proximité permettant les soins ambulatoires (CMP et/ou CATTP) et d'une ou plusieurs unités d'hospitalisation de vingt-cinq à trente lits environ. Certains secteurs, comptent encore, plus d'une cinquantaine de lits d'hospitalisation temps-plein.

Ces secteurs présentent, dans l'ensemble, de grandes disparités de moyens tant humains, que matériels et financiers. Gaétan Wagenaar (Responsable DIM Psychiatrie à Etampes) a évoqué des écarts de 1 à 4 entre établissements plus ou moins dotés et des écarts de 1 à 2 entre secteurs.

Un certain nombre de systèmes alternatifs à l'hospitalisation ont été développés dans les hôpitaux et en dehors des hôpitaux.

Ils ont pour point commun d'être constitués de petites unités très consommatrices de moyens, surtout lorsqu'elles sont sectorisées, même si elles permettent une prise en charge plus spécifique des patients.

Beaucoup de débats passionnés ont été et sont encore suscités par la remise en cause de ce mode d'organisation. Ils sont à la fois le reflet et l'illustration de la manière dont on privilégie parfois en psychiatrie française l'idéologie par rapport à la recherche de l'efficacité thérapeutique ou de l'efficience économique.

Dans tous les cas, les défenseurs acharnés de la sectorisation intégrale confondent l'intérêt et les apports du découpage géographique et ceux du développement de la prise en charge ambulatoire dont il a permis le développement.

Pour eux, remettre en cause la sectorisation, en tant que mode d'organisation exclusif, reviendrait à revenir à des pratiques psychiatriques antérieures à celles de la désaliénation.

L'organisation sectorielle actuelle comporte deux aspects: la psychiatrie ambulatoire et l'hospitalisation.

Nous n'aborderons dans ce travail que l'hospitalisation psychiatrique.

2 - Situation actuelle de l'hospitalisation

Il existe deux modèles d'organisation de l'hospitalisation psychiatrique temps plein en France. Ce sont la sectorisation et la départementalisation, le premier mode étant de loin le plus répandu.

Le second modèle, dont nous tenterons de démontrer la plus grande rationalité, est plus répandu dans les pays anglo-saxons et dans certains pays d'Europe.

a) Sectorisation

Dans ce mode d'organisation les unités de base sont constituées d'unités sectorisées court séjour de psychiatrie générale de 20 à 30 lits en moyenne, par secteur géographique de 72000 habitants ou sont "mélangés" des patients présentant des pathologies diverses ainsi que des patients hospitalisés sous des modes variés tels que l'hospitalisation libre et l'hospitalisation sous contrainte.

On peut, de même, y trouver des mineurs ainsi que des adultes de tous les âges. Les patients se plaignent régulièrement des problèmes liés à cette promiscuité.

Dans de nombreux services, les patients mineurs côtoient régulièrement des agresseurs sexuels.

b) Départementalisation

Dans ce mode organisationnel les unités de base sont constituées d'unités "intersectorielles" ou départements.

Ces unités sont caractérisées par un projet particulier et sont consacrées à la prise en charge d'un type particulier de pathologie.

Ce mode d'organisation n'existe en France que dans certains hôpitaux et semble, le plus souvent, réservé à certaines pathologies prises en charge de manière "intersectorielle".

Il ne représente le plus souvent qu'un complément très partiel à la sectorisation qui demeure le mode d'organisation majoritaire.

Il est encore peu développé du fait des difficultés de fonctionnement des structures intersectorielles générées en grande partie par le mode d'affectation des praticiens hospitaliers par secteur et par le mode de nomination des chefs de service d'avant 2009, qui s'effectuait de même, par secteur et par le Ministre de la Santé.

Les unités intersectorielles ne s'adressent quant à elles, qu'à certains types de patients sans provenance sectorielle particulière, mais qui présentent une pathologie spécifique commune.

Les équipes de ce type d'unités sont en général formées à des techniques thérapeutiques spécifiques et ont une expertise particulière dans le domaine concerné.

L'affectation des chefs de service et des praticiens hospitaliers par secteur pourrait avoir été l'un des obstacles au développement de ce type d'organisation.

Cette tendance est compensée depuis 2009, par la possibilité donnée aux Directeurs d'hôpitaux d'affecter librement et en fonction d'un profil de poste les médecins au sein des différentes structures d'un l'hôpital.

c) La "polarisation" en psychiatrie

Un autre mode d'organisation dans les hôpitaux est celui des pôles. Le pôle d'activité est plutôt une unité de gestion dont la taille optimale et la configuration font encore débat en psychiatrie.

Ce type d'organisation se superpose avec les deux modes de fonctionnement cités précédemment. Le pôle englobe en général un ou plusieurs secteurs ou départements requalifiés de "structures internes" depuis la Loi HPST de 2009.

La taille optimale des pôles en psychiatrie fait encore débat entre la communauté médicale et les directeurs d'hôpitaux. Les psychiatres et leurs syndicats revendiquent la parité pôle secteur, ce qui reviendrait, en assimilant le pôle au secteur, à vouloir vider d'une partie de son sens gestionnaire et globalisant la notion de pôle.

Cette conception du pôle pourrait alourdir inutilement et rendre plus bureaucratique l'organisation et le fonctionnement des secteurs.

L'intérêt du pôle en tant qu'unité de gestion réside dans la possibilité de mise en commun de certains moyens et personnels qui permettrait ainsi de réduire certaines dépenses ou de pallier à certaines déficiences organisationnelles.

L'organisation actuelle de la sectorisation génère certains doublons habituellement bien acceptés par les psychiatres du fait du manque de communication entre professionnels et entre services. Il persiste un grand cloisonnement des services du fait de divergences profondes entre les pratiques thérapeutiques.

Ces divergences sont en grande partie liées au refus des psychiatres de s'accorder sur un consensus de ce que pourraient être les standards internationaux de la psychiatrie scientifique.

Il semble, par ailleurs, que d'une manière générale la notion de pôle soit beaucoup remise en cause aujourd'hui à différents niveaux et que son avenir soit encore incertain et susceptible de changements dans le domaine de la santé.

d) Un manque important de structures médico-sociales,

Cette carence conduit un grand nombre de patients psychiatriques dépendants ou ayant une autonomie réduite, à vivre, soit à l'hôpital, soit dans un environnement familial et social peu adapté, soit dans un logement insalubre, soit dans la rue...

Cet état de fait suscite des situations de précarité sociale très peu acceptables sur le plan éthique.

Le fait est qu'il manque en France un grand nombre de structures médico-sociales adaptées aux handicaps spécifiques et aux troubles du comportement des patients psychiatriques.

Les freins dans la création de telles structures, semblent venir au moins en partie des Agences Régionales de Santé (ARS) ou des Conseils Généraux, qui ne délivrent que très difficilement les autorisations d'ouverture et les financements de nouveaux établissements.

Il semble, par ailleurs, que la faible rentabilité financière de ces établissements, attire encore peu les investisseurs privés et que le milieu associatif soit encore très hésitant à prendre le risque d'une telle aventure.

Depuis de nombreuses années, un certain nombre de patients du nord de la France et de la région parisienne ont pu trouver des places dans des établissements belges. On parle de plusieurs milliers de patients (environ 6500) répartis dans 230 établissements. La moitié d'entre eux seraient des enfants.

Cette situation de "délocalisation" est peu satisfaisante pour les professionnels, même si la plupart des patients accueillis et leurs familles semblent trouver cette situation très satisfaisante malgré l'éloignement.

Nous avons été amené à en chercher les raisons.

Il semble que les formalités administratives permettant l'ouverture d'un établissement médico-social soient plus simples en Belgique qu'en France.

Une fiscalité plus favorable sur les sociétés immobilières semble, de même, faciliter l'implication d'investisseurs privés dans la mise à disposition de locaux.

La réponse à ce manque de structures en France, pourrait être dans la promotion d'un modèle particulier et original de développement du secteur médico-social qui pourrait être soutenu par les ARS.

Il pourrait combiner certains moyens du service public, tels que la mise à disposition ou la location de locaux désaffectés appartenant au patrimoine des hôpitaux et un mode de gestion issu du secteur privé associatif.

L'hôpital pourrait, de plus, être prestataire de service sur le plan logistique et les deux établissements pourraient être liés par des conventions en ce qui concerne les soins médicaux

Ce type d'organisation pourrait constituer ainsi un champ expérimental pour un modèle alternatif français.

e) Les alternatives à l'hospitalisation

Ce vocable connait plusieurs définitions, nous ne citerons ici que deux types de structures particuliers:

Maisons et hôtels thérapeutiques:

Leur principe est qu'une structure de petite taille est plus à même de permettre une prise en charge individualisée et donc plus "humaine" qu'une grande structure qui elle serait "déshumanisée" et donc "déshumanisante".

Au-delà des polémiques et des discours peu fondés, il semble que l'efficacité thérapeutique de telles structures soit loin d'avoir été démontrée. La consommation de moyens qu'elles génèrent n'est, par contre, plus à démontrer.

Dans tous les cas, elles ne remplacent pas l'hospitalisation temps plein et peuvent tout au plus la compléter pour certaines catégories de patients.

Si certaines études concluent à leur grande utilité, elles n'apportent pas pour autant, la même sécurité ni la même protection du malade que l'hospitalisation temps plein.

Elles sont aussi moins économiques qu'un CMP pour ce qui est du suivi ambulatoire multidisciplinaire.

Leur existence a par ailleurs fait, et fait toujours l'objet de nombreux débats et études contradictoires.

Le caractère contradictoire de ces approches est en partie lié au fait que tout le monde n'utilise pas ces structures de la même manière, mais le fait est qu'elles demeurent avant-toit de l'hospitalisation temps plein.

Placement familial thérapeutique:

Il est à noter cependant l'intérêt du placement familial thérapeutique (PFT) ou accueil familial thérapeutique (AFT) qui, dans un certain nombre de cas peut donner d'excellents résultats tant sur le plan thérapeutique et éducatif que dans la reconquête de son autonomie par le patient.

Dans un certain nombre de cas, ce mode de placement a permis une évolution favorable de la situation du patient et son orientation ultérieure vers d'autres structures.

Deux points sont cependant à signaler:

- D'une part, la tendance à la pérennisation de ce mode d'hospitalisation du fait du manque de structures médico-sociales susceptibles d'accueillir le patient par la suite.

- D'autre part, les difficultés rencontrées pour recruter des familles compétentes et pour les former, ce qui pose la question du professionnalisme de ces familles.

Un certain nombre de ces structures et dispositifs pourraient avantageusement être remplacés par des établissements médico-sociaux moins couteux et plus performants sur les plans thérapeutique et éducatif. Il serait, de plus, possible pour le patient de rester autant qu'il le souhaite dans de tels établissements, ce qui n'est pas le cas dans les structures "alternatives à l'hospitalisation".

3 - La conjoncture actuelle: 5 facteurs essentiels

a) La réduction prévisible des budgets alloués à la psychiatrie

Une réduction des budgets de la santé liée au déficit de recettes de la Sécurité Sociale ne peut, par voie de conséquence, qu'affecter la psychiatrie publique dans les années à venir.

La diminution progressive du nombre d'actifs liée au vieillissement de la population française ainsi que les très faibles perspectives de croissance économique dues à la concurrence des pays émergents ne laisse, en effet, rien présager de bon pour ce qui est des perspectives futures du financement de la santé.

Vouloir ignorer un tel contexte en sanctuarisant le domaine de la santé ne pourrait qu'aggraver le problème et donc le déficit de la Sécurité Sociale.

Le financement par l'emprunt, du déficit de la sécurité sociale, ne peut plus s'envisager aussi facilement que par le passé dans la mesure ou il n'est plus possible de miser sur des perspectives de recettes suffisantes du fait du vieillissement de la population.

b) L'application de la Valorisation de l'Activité en Psychiatrie

Nous sommes conscients que le système du budget global ou Dotation Annuelle de Fonctionnement (DAF), encore appliqué dans les hôpitaux psychiatriques, n'a jamais incité à l'efficacité ni à la performance.

Plus d'efficacité sur le plan thérapeutique génère plus de satisfaction de l'usager, plus de demande et donc et plus d'activité.

Ce mécanisme conduit à une augmentation des dépenses de l'hôpital et donc à une aggravation de ses déficits.

Ce phénomène est déjà observable dans un certain nombre de CHU et aussi dans le tiers des hôpitaux français et le cinquième des hôpitaux psychiatriques.

Il apparait, par contre, qu'un système qui prendrait en compte l'activité et la valoriserait en la liant au financement de l'hôpital, du service ou du pole serait source d'amélioration et d'incitation à une plus grande efficience et à son corollaire l'efficacité thérapeutique.

Cette efficacité est aujourd'hui l'un des objectifs principaux des hôpitaux et accessoirement a toujours été leur raison d'être.

Un tel système pourrait, par contre, entrainer la psychiatrie dans les mêmes problèmes que ceux rencontrés en MCO.

Son principal inconvénient est une sélection des pathologies et donc des patients en fonction de la valeur attribuée à leur Groupe Homogène de Séjours (GHS). Ce système génère aussi des insuffisances et retards de facturation et donc des problèmes de trésorerie.

Au final, la course à la performance pourrait se faire au détriment de la qualité des soins et générer une certaine forme d'iniquité entre patients fondée sur la rentabilité ou l'absence de rentabilité de telle ou telle pathologie.

Le rapport de la Cour des Comptes 2011 a pris position et a évoqué la nécessité de définir une mission de service public de la psychiatrie.

Considérer la psychiatrie sous cet angle, irait à l'encontre d'un financement de type T2A partiel ou total si l'on tient compte du fait que MIGAC (Mission d'Intérêt Général et d'Aide à la Contractualisation) et T2A sont deux modes de financement opposés et complémentaires actuellement dans les hôpitaux MCO.

Il reste à définir les contenus et limites de cette mission de service public qui pourrait aussi ne concerner qu'une partie de la psychiatrie hospitalière publique.

c) Le management par la qualité

Cette évolution moderne des organisations nous impose des soins de qualité optimale, la prise en compte du rapport bénéfice risque, un certain niveau de satisfaction du "client" ainsi que l'évaluation de nos pratiques professionnelles (EPP) au regard de l'évolution des connaissances scientifiques du moment.

Cette évolution se dessine en psychiatrie, dans un contexte marqué par une diversité des pratiques professionnelles et de nombreux désaccords entre les divers courants théoriques et idéologiques.

Cette problématique a été fortement envenimée par le débat sur le statut de la psychothérapie en France et surtout par le rapport INSERM de 2002 sur l'efficacité des psychothérapies qui faisait état des données de la littérature scientifique internationale sur cette question.

Ce rapport a clairement révélé au grand jour la manière dont certains lobbys professionnels avaient en France, pendant plusieurs décennies, imposé la psychanalyse comme seule forme de thérapie acceptable et avait fortement dévalorisé les approches cognitivo-comportementales dont de nombreux travaux scientifiques avaient démontré depuis longtemps la plus grande efficacité thérapeutique.

Leur point de vue totalement arbitraire et subjectif, a pendant plusieurs décennies prit le pas sur tout réalisme scientifique et surtout sur l'intérêt des patients.

Il en est résulté que la plupart des études anglo-saxonnes sur l'efficacité des psychothérapies n'ont jamais été prises en compte en France pendant plus d'une quarantaine d'années.

Certains ont poursuivi leur "croisade" jusqu'à obtenir la suppression du rapport INSERM du site web du Ministère de la Santé, fait (ou plutôt autodafé) sans précédent tout au moins depuis la deuxième moitié du vingtième siècle.

Il semble qu'au delà de ces querelles, les patients et leurs associations représentatives aient déjà tranché cette question. Le récent débat sur la prise en charge de l'autisme par la psychanalyse en est une excellente illustration.

Les milieux professionnels feignent toujours d'ignorer ce que tout le monde sait depuis de nombreuses années, c'est à dire l'absence ou la faible efficacité de la psychanalyse sur un certain nombre de pathologies psychiatriques.

Le fait nouveau est que ce débat sur la prise en charge de l'autisme, qualifié par certains d' "interdiction de la psychanalyse", n'est pas la conséquence d'une quelconque querelle de spécialistes, mais le fait des associations de familles de patients révoltés contre certaines pratiques.

La réintroduction du point de vue du patient ou de ses représentants au centre des débats pourrait donc mettre rapidement fin à toutes ces querelles byzantines.

Mais les patients sont t'ils aux yeux de ces spécialistes, à même de savoir ce qui est bon pour eux?

Il semble qu'à l'instar des croyances irrationnelles, l'idéologie occupe parfois en psychiatrie les vides de la raison et s'installe dans les secteurs ou les connaissances officielles ne sont pas encore, aux yeux de tous, clairement établies ou dans les domaines ou l'émotionnel prime sur le rationnel et ou la réalité des choses parait pouvoir être éludée dans la mesure ou une croyance fausse mais collective semble encore pouvoir la remplacer.

d) Les perspectives scientifiques

" *Les problèmes sont peut-être différents de ceux d'il y a un siècle mais la manière de prendre les décisions n'a pas changé, ce ne sont pas encore les ordinateurs qui décident.* " (Henri Mintzberg in interview 1998)

Le médecin doit traiter son patient conformément aux données scientifiques du moment. Ce principe qui figurait déjà dans le code de déontologie médicale a été largement repris par les manuels de certifications.

Dans tous les cas il n'est pas concevable de soigner autrement que de la manière la plus efficace possible et en tenant compte des connaissances scientifiques du moment.

La psychopharmacologie qui fut la première grande révolution en psychiatrie à l'aube des années 60, semble n'avoir que peu progressé depuis ces dernières décennies contrairement à ce que l'industrie pharmaceutique omniprésente à l'hôpital tente périodiquement de nous faire croire.

Les traitements médicamenteux sont efficaces, nécessaires mais leur efficacité reste limitée et leur tolérance très imparfaite dans le court terme et encore plus incertaine pour ce qui est du long terme.

L'affaire du Mediator° a considérablement fragilisé la confiance d'un certain nombre de médecins dans le bien-fondé de la prescription au long cours de thérapeutiques dont les effets réels ne sont pas toujours connus.

La prise en charge psychothérapique ou psycho éducative reste un complément indispensable au traitement médicamenteux et sa systématisation une avancée considérable dans la relation médecin malade.

Malgré cette multitude de nouveaux traitements, les patients atteints d'affections chroniques restent plus ou moins handicapés pour ce qui est de leur autonomie sociale.

A ce stade, plusieurs études ont montré que l'association de substances psychotropes et de programmes de réhabilitation psychosociale reste la meilleure option pour améliorer ce versant de leur symptomatologie.

Les autres thérapeutiques issues des avancées neuroscientifiques, telles que la rams (Stimulation Magnétique Trans-crânienne répétée) ou la "Deep Brain Stimulation" bien que prometteuses restent à ce jour, purement expérimentales.

Aucune révolution thérapeutique qui pourrait être issue de l'imagerie cérébrale, de la thérapie génique ou des nanotechnologies ne semble se profiler à l'horizon des prochaines années.

Les progrès des neurosciences et de la psychopharmacologie ne sont en aucun cas comparables ou superposables à ceux que connait le secteur de l'industrie informatique et de ses dérivés.

Nos connaissances ne progressent que très lentement en matière de psychiatrie biologique, malgré les allégations de certains influencés par le marketing des laboratoires pharmaceutiques.

Il semble que paradoxalement à cette stagnation dans le domaine de la chimie du cerveau, des progrès aient été faits dans le domaine de l'interfaçage neurone microprocesseur. Ces avancées pourraient dans un avenir encore plus lointain déboucher sur des découvertes voire des applications thérapeutiques.

En matière de formation et de pratiques professionnelles il semble, par contre, qu'une "sur spécialisation" des psychiatres soit intéressante voire devienne nécessaire en ce qui concerne la prise en charge de certaines pathologies telles que les addictions, les phobies, les troubles obsessifs compulsifs, la psychosomatique ou dans la maitrise de certaines techniques comme les psychothérapies cognitivo-comportementales ou familiales systémiques.

Le problème de la sur spécialisation est celui de la rareté et donc du recrutement et du renouvellement après le départ de tels praticiens. Il en serait de même si l'on organisait les services de manière à ce qu'ils assument une certaine continuité des soins. Il est bien connu en biologie qu'une cellule perd de sa capacité à se reproduire au fur et à mesure qu'elle se différencie...

Une piste de réflexion, serait la remise en cause globale du cursus de formation de spécialité. Il deviendrait acceptable qu'une spécialisation plus précoce soit possible et permette ainsi une réduction globale du cursus, ce qui rendrait la filière plus accessible et attractive. On se dirigerait donc vers une spécialisation à options, ce qui poserait certainement d'autres problèmes...

Si les connaissances théoriques n'ont pas beaucoup évolué ces dernières décennies en psychiatrie, il semble que les savoir-faire aient beaucoup progressé et que l'efficacité thérapeutique soit devenue dans beaucoup de domaines, fonction de l'expérience clinique.

e) Les exigences du "client"

De plus en plus présent dans les instances de l'hôpital, le patient demande le respect de ses droits en particulier celui d'être informé. Il demande aussi une psychiatrie plus efficace sur le plan thérapeutique et plus respectueuse de son autonomie et de son quotidien.

Le choix des méthodes employées dépendra plus, à l'avenir, de leur efficacité thérapeutique, de leur cout et de l'évaluation de leur rapport bénéfice-risque que des choix idéologiques des thérapeutes ou de leur allégeance à l'une ou l'autre des chapelles de la psychothérapie.

Quelle place et rôle peut encore jouer l'hospitalisation dans le contexte des connaissances et des contraintes actuelles? Et surtout quelle forme d'organisation devra t'elle adopter?

4 - Modèles possibles

a) Le maintien de la sectorisation intégrale actuelle

Ce mode d'organisation est fortement critiqué par les patients du fait d'une trop grande promiscuité qu'ils vivent comme inconfortable, dangereuse et peu propice à leur guérison.

Il est par contre fortement soutenu par un attachement affectif et une forte volonté des professionnels de conserver l'organisation actuelle de la psychiatrie dont le secteur reste pour eux la "brique" ou le "pavé" fondamental.

La loi HPST à mis à mal cette organisation en permettant aux directeurs de décider au niveau de chaque établissement de la taille des secteurs géographiques, de la possibilité d'affecter les médecins en dehors de leur secteur d'affectation initial et en redéfinissant autour du pôle l'organisation des établissements psychiatriques.

b) Le modèle de la départementalisation totale

Le modèle de la départementalisation semble s'appliquer parfaitement à l'hospitalisation psychiatrique. Mais qu'en est t'il de la psychiatrie ambulatoire?

Les CMP se doivent de répondre à une logique de proximité des lieux d'habitation des patients.

Les besoins en équipements extrahospitaliers pourraient être estimés globalement par territoire de santé plutôt que par secteur géographique ce qui permettrait un calcul plus proche des besoins réels.

Un système de "sous sectorisation" de la psychiatrie ambulatoire pourrait être assez adapté à une rationalisation de son fonctionnement.

Un CMP couvre habituellement et correspond à un "secteur" moyen approximatif de 20 à 30000 habitants. Le nombre de CMP et leur équipement, dépendrait donc de la population globale du territoire ou du département.

Leur gestion et leur organisation pourraient relever d'un ou de plusieurs pôles dont le nombre dépendrait de la taille de l'hôpital.

Ce système permettrait par ailleurs la mise en commun d'un certain nombre de personnels et d'équipements, tels que les équipes de visite à domicile ou les CATTP.

c) Sectorisation pour l'ambulatoire et départementalisation pour l'hospitalisation.

Ce type d'organisation pourrait être la meilleure solution de compromis ou la première étape d'une évolution globale du système vers une départementalisation totale.

B - L'organisation par départements

1 - Départementalisation définition

Le département est une structure ou une organisation des soins centrée sur une activité ou une pathologie déterminée sans faire référence à la sectorisation.

Il est parfois évoqué en France sous le nom de structures intersectorielles.

Son fonctionnement peut-être rapproché de l'organisation actuelle du MCO qui se fait par spécialités. En psychiatrie on parlerait plutôt de sur ou de sous spécialisation. Certains parlent d'organisation "par indications".

Ce type d'organisation reviendrait à structurer l'hôpital en fonction du type d'activité ou de patients accueillis sans tenir compte de leur provenance géographique ou de leur lieu d'habitation.

Ce système sous entendrait la réorganisation de la psychiatrie hospitalière en sous spécialités et impliquerait le développement de modes de prise en charge spécifiques à chaque pathologie ou indication.

Dans tous les cas, nous montrerons qu'il n'y aurait que peu d'intérêt à organiser la psychiatrie ambulatoire en fonction des pathologies traitées.

Il est cependant à noter qu'une distinction entre psychiatrie adulte et infanto juvénile existe au niveau des CMP, ce qui constitue déjà une forme d'organisation par pathologies de nature intersectorielle au sens des inter secteurs de psychiatrie infanto juvénile.

Seule l'hospitalisation pourrait bénéficier des environnements spécifiques adaptés aux prises en charges diversifiées de cette forme d'organisation.

Un certains nombre, voire la totalité, des activités pourraient en psychiatrie publique bénéficier de ce type d'organisation.

2 - Types de structures

Un certain nombre de structures pourrait en psychiatrie relever de la départementalisation du fait de certaines de leurs caractéristiques:

- la formation supplémentaire qu'elles requièrent pour les médecins chefs et les praticiens hospitaliers,

- les besoins en personnel et en matériel médical donc en financement,

- la formation spécifique des personnels non médicaux,

- les besoins spécifiques en psychothérapie ou en éducation thérapeutique.

- parce que des normes et codifications de plus en plus lourdes, précises et impératives pèsent sur ce secteur d'activité et requièrent des qualifications toujours plus importantes pour l'exercer sans s'écarter d'une certaine conformité.

- parce que déjà les financements dans le domaine dépendent en partie de l'ensemble de ces conditions.

- parce que leur activité relève ou non d'une mission de service public ou d'une forme spécifique de financement.

Ce dernier critère pourrait déterminer à l'avenir si cette structure doit faire l'objet d'un financement par l'assurance maladie ou d'un financement plus spécifique passant par un système d'assurance privée ou de mutuelle professionnelle.

Le désengagement annoncé de la sécurité sociale nous conduit à nous interroger sur ce qui est réellement thérapeutique et doit ou peut, à terme, faire l'objet d'un remboursement par l'assurance maladie.

Certaines spécialisations relèvent de service public et donc d'une MSP, alors que d'autres formes de prises en charges paraissent relever plutôt d'une forme de financement à l'activité ou privé.

Dans tous les cas, les soins et l'hébergement devraient pouvoir être plus ou moins dissociés. L'hébergement relevant souvent en psychiatrie d'une logique autre que celles des soins: dangerosité sociale, nécessité d'une surveillance du comportement, perte d'autonomie, handicap, vulnérabilité, et non plus impératif thérapeutique.

En psychiatrie l'hébergement n'est pas toujours justifié par la nature ou la gravité des soins médicaux comme c'est le cas en chirurgie.

Les structures qui relèveraient le plus facilement de ce type d'organisation sont:

a) Structures d'hospitalisation libre

Elles sont les plus menacées dans le secteur public, car en concurrence avec le privé à but lucratif. Elles concernent les pathologies les plus légères sans risque comportemental particulier.

Dans le secteur privé, ces hospitalisations sont en parties financées par les mutuelles et assurances privées car les patients ne bénéficient pas en général de l'ALD. Le patient doit souvent financer par lui-même un certain nombre de prestations commerciales supplémentaires associées à leur hospitalisation.

C'est le secteur où s'exerce la plus grande compétition avec le privé sur le plan des prestations hôtelières.

Le secteur privé pose le problème de la qualité des soins de la qualification et de la disponibilité des médecins, de la formation des personnels. Le travail de psychothérapie, particulièrement important pour les pathologies traitées n'y est pas toujours assuré dans de bonnes conditions.

On pourrait considérer que l'hospitalisation n'est pas nécessaire dans les pathologies dépressives ou névrotiques légères sans risque comportemental et que ces dernières relèveraient plutôt d'une prise en charge ambulatoire et psychothérapique.

Ce type d'hospitalisation pourrait à terme être considéré comme un "luxe" qui serait moins essentiel et pourrait faire l'objet d'un mode de financement de plus en plus important par les assurances privées.

La question est de savoir si la sécurité sociale pourra toujours financer ce qui n'est ni urgent, ni grave, ni dangereux et qui pourrait parfois se faire en dehors de l'hôpital.

L'hospitalisation libre nous conduit à nous interroger sur ce que l'on appelle "séjours de rupture" qui pourraient souvent être organisés en dehors de l'hôpital.

Les demandes d'hébergement, d'accueil de crise ou de séjour de rupture pourraient être considérées séparément de la demande de soins médicaux.

Si cela ne doit pas être le cas des soins médicaux à proprement parler, cette forme d'hébergement social ou thérapeutique pourrait, dans une part croissante, être à la charge du patient ou de son assurance privée.

b) Structures d'hospitalisation sous contrainte

L'hospitalisation sous contrainte est la meilleure garantie de la survie future des hôpitaux publics psychiatriques quel que soit le régime politique ou les choix en matière de financement ou de redécoupages géographique qui pourraient être imposés à la spécialité psychiatrie.

La fonction de "contrôle social" de la psychiatrie qui impose d'hospitaliser sous contrainte, tout en les privant de liberté, les malades estimés dangereux pour autrui ou pour eux-mêmes est l'une des trois anciennes fonctions des hôpitaux qui étaient: le soin, l'asile et le contrôle de la déviance sociale.

De ces trois fonctions traditionnelles de l'hôpital deux semblent appelées à survivre, tout au moins dans la spécialité psychiatrie, ce sont le soin et le contrôle social.

Le problème se pose différemment pour la fonction d'asile liée à l'hébergement et qui pourrait, à terme, et si elle n'est pas associée à des soins médicaux lourds, être dévolue au secteur médico-social.

L'évolution moderne sur les plans technique et scientifique ainsi que les normes de qualité et de sécurité, permettent de légitimer le fait que les soins médicaux coutent de plus en plus cher.

On admet aussi sans peine qu'exercer une surveillance sur des sujets en danger ou mettant autrui en danger ait un cout financier.

Par contre, le simple hébergement accompagné ou non de soins et suivi médical doit pouvoir se faire dans un autre lieu et surtout dans un lieu financé différemment. Dans tous les cas il ne peut plus se faire à l'hôpital et ne fait plus partie de ses missions.

Il est et sera difficile de réduire cette portion "inadéquate" de l'hospitalisation psychiatrique. Il est à noter, par ailleurs, que ce problème "embolise" tout autant les hôpitaux généraux (services d'urgence) que les services de psychiatrie.

Il est parfois très difficile de désintriquer les problématiques psychiatriques et sociales qui semblent très souvent répondre à des mécanismes de causalité circulaire.

Dans tous les cas l'admission à l'hôpital ne doit plus répondre qu'à des impératifs d'ordre médical et thérapeutique. La seule exception à cette règle étant l'hospitalisation sous contrainte répondant à des situations de dangerosité sociale liées à des troubles psychiatriques relevant d'un traitement médical.

Sur ce terrain, nous restons dans les fonctions inaliénables de la psychiatrie publique hospitalière qui ne peuvent s'exercer que dans le cadre d'une mission de service public.

Cette mission particulière vient d'être rappelée par la nouvelle Loi du 5 juillet 2011 (Loi du 5 juillet 2011 relative aux droits et à la protection des personnes faisant l'objet de soins psychiatriques et aux modalités de leur prise en charge, Journal officiel du 6 juillet 2011).

c) Structures pour patients à risque comportemental

Concerne cette fraction de patients hospitalisés sous contrainte qui sont susceptibles de présenter des comportements violents ou dangereux et qui doivent de ce fait être protégés contre eux mêmes par des moyens plus conséquents ou qui mettent en danger des tiers sans pour autant relever d'une UMD.

Cette fonction est habituellement dévolue à la chambre d'isolement ou de "protection".

Ces chambres de protection pourraient être regroupées au sein de petites structures adaptées tant du fait des possibilités de surveillance (vidéo) que de sécurité (prévention du suicide) que par les qualifications du personnel (gestion de la violence) ou par sa formation spécifique (thérapie de crise) ou par sa quantité (ratio de personnel).

De telles "unités psychiatriques renforcées" existent déjà dans certains hôpitaux.

d) Structures d'addictologie

Ces unités se situent à la frontière de la psychiatrie et de la médecine en ce qui concerne les prises en charge des troubles liés à l'alcool ou aux drogues psycho actives.

L'addictologie constitue d'un point de vue technique une véritable sous spécialité pour laquelle il existe déjà un véritable Diplôme d'Etat ou capacité de médecine en addictologie qui se différencie peu à peu de la formation classique de la psychiatrie.

Les centres de postcure en alcoologie relèvent autant de la médecine que de la psychiatrie, du service public que des secteurs privé associatif ou à but lucratif.

Les patients y sont traités librement dès lors qu'ils ne font pas l'objet d'une mesure d'hospitalisation sous contrainte.

Pour ce qui est du mode de financement, la question de la responsabilité du patient dans le déclanchement de sa pathologie se pose de même que celle des producteurs de boissons alcoolisées.

Ce débat existe déjà pour le tabagisme, les taxes afférentes à l'achat d'un paquet de cigarettes pouvant servir à limiter ou à financer les dépenses de santé générées par sa consommation.

e) Structures pour adolescents

Dans tous les cas les patients mineurs ne doivent pas être hospitalisées dans les mêmes structures que des patients plus âgés dont le comportement pourrait être dangereux, déstabilisant ou choquant pour eux.

Dans tous les cas une telle promiscuité n'a rien de thérapeutique et relève de la maltraitance.

Là encore, la compétence et la formation des professionnels sont essentielles. Une double compétence en psychothérapie et en psychiatrie hospitalière parait nécessaire pour exercer dans de telles structures.

La question des droits des patients s'y pose plus particulièrement. De même celle des choix essentiels entre prescription et psychothérapie.

f) Structures de gérontopsychiatrie

La dixième des vingt propositions de la FHF de 2012 sont "Développer et coordonner l'organisation d'une psychiatrie spécifique du sujet âgé."

On observe en France depuis quelques années un développement important des EHPAD (Etablissement d'Hébergement pour Personnes Agées Dépendantes) parfois organisés en chaînes.

Dans ce domaine encore, il existe une spécificité des pathologies psychiatriques liées à l'âge. Leur prise en charge nécessite des compétences et une formation particulières de la part des géronto-psychiatres du fait des intrications importantes de ces pathologies avec de nombreuses pathologies somatiques.

Ce domaine particulier pose le problème de la lourdeur de la prise en charge médicale des patients et du cout important de ces prises en charges en particulier en ce qui concerne les examens complémentaires.

Il y a un intérêt évident à l'adossement de telles structures à l'hôpital général pour ce qui est des soins médicaux et des examens complémentaires voire de situations particulières d'urgence médicale.

Cette forme de sur spécialisation, constitue elle aussi une des zones frontières de la médecine et de la psychiatrie.

Notre idée de proximité des lieux de soin et des structures médico-sociales s'applique aussi et à fortiori dans ce domaine.

Une bonne synchronisation entre l'équipe hospitalière et les médecins coordinateurs des EHPAD permet dans beaucoup de cas d'éviter certaines hospitalisations.

Le fait est que la présence régulière des équipes de la psychiatrie ambulatoire dans les EHPAD règle en amont un grand nombre de situations et évite beaucoup d'hospitalisations en psychiatrie qui seraient elles-mêmes source d'aggravation de pathologies telles que la maladie d'Alzheimer du fait de l'incapacité de ces patients à construire de nouveaux repères.

Il est à signaler que les conventions tripartites signées entre les EHPAD, les Conseil Généraux et les ARS (pour la part Sécurité Sociale) préfigurent une forme d'organisation "à la carte" pour des établissement qui associent les soins médicaux et la prise en charge de la dépendance sous forme d'hébergement.

g) Structures de type médico-social, MAS ou foyers

Ces structures ne sont pas gérées par les hôpitaux, mais leur présence permet la limitation des hospitalisations "inadéquates" de même que leur absence relative est à l'origine du recours encore trop excessif à l'hospitalisation psychiatrique temps plein.

Leur nombre encore insuffisant est le grand point faible du dispositif de la psychiatrie française à l'heure actuelle. On a fermé des lits d'hôpital, mais on n'a pas ouverts de structures réellement "alternatives" à l'hospitalisation.

Quelles sont les raisons réelles de ce manque de structures? Est-ce la difficulté pour obtenir des autorisations ou des financements?

Il est certainement difficile pour une association à but non lucratif d'investir les capitaux nécessaires à la création et à la mise en route de tels établissements? Leur faible rentabilité n'encourage pas l'implication des investisseurs du privé et les nombreuses difficultés qu'ils rencontrent pour créer et gérer de telles structures les dissuadent de prendre un tel risque.

L'avenir paraît cependant être au développement de ce type de structures. Une gestion privée à but lucratif, qui donnerait une place à des investisseurs privés, permettrait un développement qui pourrait satisfaire nos besoins. Cette configuration existe déjà pour les EHPAD, les MAS (Maisons d'Accueil Spécialisées), les Foyers d'hébergement ou les FAM (Foyers d'Accueil Médicalisés).

Du point de vue benchmarking, le modèle belge semble à l'heure actuelle, mieux fonctionner que le modèle français, probablement du fait des différences de prix de l'immobilier et de l'absence de fiscalité des sociétés civiles immobilières en Belgique, ce qui ouvre la porte à des investisseurs privés et les encourage à s'y impliquer.

Les questions que nous nous posons sont "Comment développer en France un système équivalent?" et "Quels facteurs pourraient favoriser la création des places qui manquent depuis de nombreuses années?"

Le fait que, depuis la Loi HPST, les secteurs sanitaire et social dépendent des ARS permettrait probablement d'impulser dans l'avenir une telle dynamique tout au moins en ce qui concerne les facilités de création d'établissements.

Il semble que le secteur associatif à but non lucratif ait du mal à se lancer dans de tels projets. Les EHPAD par contre sont depuis quelques années devenus un "investissement rentable" pour des chaînes d'établissement privés.

L'avenir des structures d'hébergement pour patients psychotiques adultes pourrait être lié à la création de chaines privées d'établissement comparables à ce qui existe déjà pour les cliniques privées.

Une autre alternative serait un partenariat des hôpitaux publics et du secteur associatif. Les hôpitaux faciliteraient la création de telles structures par la mise à disposition facturée de locaux et de prestations de services hôtelières.

Si l'hôpital a conservé ses anciennes fonctions de soins et de contrôle social, on peut penser que le secteur médico-social est le plus à même d'hériter de son ancienne fonction d'asile.

h) Alternatives à l'hospitalisation

Lorsqu'elles incluent l'hébergement, ce sont des structures couteuses, de petite taille, qui nécessitent beaucoup de personnel surtout lorsqu'elles sont sectorisées, c'est à dire lorsqu'elles n'accueillent que les patients d'un seul secteur.

Leur efficacité thérapeutique est incertaine et dans tous les cas paraît assez limitée. Elles ne remplacent jamais vraiment l'hospitalisation temps plein.

Le rapport de la Cour des Comptes met cependant en avant leur "développement insuffisant". La frontière entre ces structures et le secteur médico-social reste floue pour ce qui est des possibilités thérapeutiques et d'hébergement.

D'un point de vue purement économique, on a voulu remplacer l'hospitalisation traditionnelle trop couteuse sans parvenir à réduire les couts et surtout sans parvenir à conserver ce qu'elle apportait réellement en termes de soins et de sécurité.

Il semble qu'il aurait été plus opportun de développer la psychiatrie ambulatoire en lui permettant d'investir les structures médico-sociales. La prise en charge médicale et psychothérapique aurait pu se greffer sur le projet pédagogique de ces structures et le patient être soigné directement chez lui.

C - Avantages et inconvénients de ce modèle

1 - Avantages

a) Financement par projet

Il autorise une plus grande clarté dans le fléchage des financements. Les demandes et attributions spécifiques des financements peuvent se faire par projet ainsi que l'évaluation des besoins qui devra être plus précise. Les demandes de créations devront être de mieux en mieux argumentées.

Il sera nécessaire de réaliser une estimation plus précise des besoins des populations concernées et d'établir des liens plus clairs entre besoins estimés et moyens demandés.

b) Spécificité et cohérence de la prise en charge

Les équipes de soins des structures ainsi développées pourront faire preuve d'une meilleure maîtrise globale des protocoles de soins, d'une meilleure organisation, d'une réduction des pertes de temps. Les services seront globalement mieux organisés. En clair, ce type d'organisation devrait permettre une meilleure optimisation des processus de soins.

Le projet et la politique de chaque service devront être clairement définis, ce qui revêt en psychiatrie une importance spécifique du fait des divergences de conception et des chapelles.

c) Meilleure formation technique des équipes médicales et de soins

Dans la mesure où le projet est spécifique et connu de tous, il permet un meilleur ciblage des formations des soignants et des médecins, une plus grande compétence globale et de meilleures performances de l'ensemble des personnels.

Il permet de même un meilleur fléchage, qui est également un avantage pour la population desservie et pour les confrères des autres disciplines médicales.

d) Mise en place de protocoles connus de tous

Nous sommes de plus en plus tenus à la mise en place de protocoles thérapeutiques qui doivent être connus de tous.

Afin qu'ils soient réellement utilisables et afin de diminuer le risque d'erreurs, il vaut mieux avoir recours à un nombre réduit de protocoles et donc limiter la diversité des problèmes qui pourraient être rencontrés par les équipes.

e) Qualité des soins améliorée

Nous sommes tenus à des soins de meilleure qualité passant par l'application exhaustive des protocoles sensés réduire la part du hasard et permettre la réduction ou la suppression du risque d'erreur thérapeutique.

Il est à noter qu'en dehors de ces protocoles la survenue d'un évènement indésirable pourrait relever d'une perte de chance jugée de moins en moins acceptable et dont la responsabilité incomberait au thérapeute.

f) Limitation du nombre de GHS (Groupe Homogène de Séjour) par unité

Dans le cas d'un financement de type T2A ou VAP, ce type de structure permettrait un recours à un nombre plus limité de GHM ou de GHS permettant ainsi une meilleure maîtrise des recettes ainsi qu'un meilleur prévisionnel pour ce qui est des possibilités et marges de manœuvre en matière de financement.

g) Séparation de l'hospitalisation libre et sous contrainte

Depuis très longtemps critiquée par les patients hospitalisés, la promiscuité liée au mélange des pathologies semble avoir eu en psychiatrie des effets désastreux. A titre d'exemple, les adolescents et délinquants sexuels adultes ne sont pas séparés dans un certain nombre d'hôpitaux du fait de l'absence de spécialisation des unités.

Les patients demandent à ne plus être hospitalisés avec d'autres patients insultants, violents, dangereux, à ne pas avoir à subir certaines formes de racket, voire d'agressions physiques ou sexuelles... Certains patients ou familles exigent fréquemment une sortie immédiate car ils se sentent plus en danger à l'hôpital que chez eux.

Il est à noter que l'une des principales causes de refus d'hospitalisation par les patients dans les hôpitaux psychiatriques est le refus de cette promiscuité. Il est d'autant plus véhément que ces patients ont déjà été hospitalisés dans de telles conditions.

h) Le problème de l'hébergement en psychiatrie, survivance de l'asile

La fonction exclusivement médicale des unités de soin de court séjour étant clairement définie ainsi que leur mode de financement, le patient ne peut, en principe, y rester un jour de plus que cela n'est nécessaire d'un point de vue strictement médical.

La réalité du terrain est toute autre.

La question de "l'asile" ou de l'hébergement à l'hôpital doit être clairement abordée dans la mesure ou un certain nombre de patients viennent et restent à l'hôpital tant en psychiatrie qu'en MCO pour des raisons uniquement sociales ou d'hébergement et parce qu'il apparaît qu'une sortie pourtant justifiée par l'amélioration de l'état clinique du patient provoquerait une rechute ou une aggravation de sa pathologie dans la mesure ou ce dernier n'a pas de logement ou réside dans un logement insalubre à l'extérieur.

Dans tous les cas pour traiter ce problème qui semble devenu aussi incontournable que couteux dans nos sociétés, des structures d'hébergement accessibles doivent être prévues dans ou à proximité des hôpitaux.

D'une certaine manière il semble que la tradition d'accueil de l'asile se perpétue, qu'on le veuille ou non, à l'hôpital. Cette fonction de premier recours de l'hôpital en matière d'urgence sociale semble hérité d'une longue tradition devenue totalement inacceptable car ingérable financièrement parlant à notre époque.

Il semblerait préférable d'anticiper ce phénomène plutôt que de le subir.

i) Meilleure mise en conformité

Les normes et codifications deviennent en matière de soins, de plus en plus lourdes, précises et impératives. Elles pèsent de plus en plus sur chaque type de projet et sur chaque secteur d'activité thérapeutique, tels que l'addictologie ou la géronto-psychiatrie.

Elles requièrent des qualifications et des formations toujours plus importantes pour exercer des responsabilités dans un domaine donné ou obtenir des financements appropriés.

Au-delà de la formation continue il est prévisible que dans l'avenir un médecin même spécialiste doive acquérir une ou plusieurs formations complémentaires si il veut travailler ou exercer des responsabilités dans une branche particulière de son métier.

2 - Inconvénients

a) La sur spécialisation médicale

Un éclatement ou une complexification de la spécialité en branches diverses entraînerait nécessairement une raréfaction des médecins possédant les compétences adaptées.

Cette situation pourrait conduire à une aggravation des problèmes liés au manque de professionnels du fait de la multiplication des "sur spécialistes".

Les difficultés de recrutement rendraient délicate la pérennisation de l'activité d'un service après le départ d'un médecin.

Il serait de même difficile pour un même hôpital de développer toutes les spécialités, ce qui pousserait vers une organisation par territoire et complexifierait le système et l'accès aux soins tant pour les médecins que pour les patients.

b) L'affectation des praticiens hospitaliers

A l'heure actuelle, l'affectation des praticiens hospitaliers par le CNG se fait toujours par secteur de psychiatrie. La Loi HPST permet cependant aux directeurs de les réaffecter à l'intérieur de l'établissement vers d'autres types de structures.

Des expériences d'organisation par département, effectuées vers la fin des années 90 (CH du Gers à Auch), ont abouti à des types d'organisation où intervenaient dans chaque structure de ce type, un grand nombre de praticiens hospitaliers provenant de secteurs différents. L'expérience à montré qu'ils ne se sentaient pas impliqués, qu'ils passaient très peu de temps dans chaque structure et qu'ils intervenaient dans un trop grand nombre de structures différentes. Le temps passé à informer et réguler les équipes était trop long et d'une manière générale leur travail était mal organisé et peu efficient. Les équipes de soins se plaignaient par ailleurs de la présence d'un trop grand nombre des médecins dont les méthodes de travail différaient trop et qui ne coordonnaient pas suffisamment entre eux leurs heures de visites. Dans tous les cas les médecins ne se donnaient pas les moyens de se former à une sous spécialité particulière.

Le comble était que la responsabilité de telles unités tournait tous les deux ou trois ans entre les différents médecins chefs de l'établissement, qui faute de pouvoir s'y impliquer, se contentaient d'attendre que les choses se passent lorsque le projet de l'unité ne les intéressait pas. Ils ne s'y impliquaient pas plus lorsque le projet leur convenait, puisqu'ils ne pouvaient pas envisager de rester responsables suffisamment longtemps pour espérer mettre en place des choses nouvelles et relativement pérennes.

Dans tous les cas pour que ce type d'organisation fonctionne efficacement il parait nécessaire d'y affecter durablement un responsable d'unité stable et motivé ainsi que des médecins attitrés et formés de manière adaptée.

On ne parlait pas à l'époque de département mais d'intersectorialité. Il est clair que les contenus en différaient considérablement.

c) Le problème de la sélection des patients

Si chaque structure se "sur spécialise" et refuse d'admettre les patients qui ne correspondent pas strictement à ses critères, un certain nombre de patients risque de ne pas trouver de lieu de soins faute de correspondre aux critères de sélection de chaque structure voire même de présenter des critères d'exclusion.

Il reste indispensable, dans l'optique d'une telle organisation, de maintenir des structures d'accueil plus "généralistes" à même d'accueillir tout types de patients.

Ce risque concerne plus particulièrement les patients qui présentent des pathologies intriquées ou mal définies.

Si, sur le terrain, ce problème se rencontre fréquemment, il semble qu'une forte volonté du responsable médical soit le meilleur moyen d'y faire face.

d) La monotonie du travail

Il est clair qu'il n'est pas envisageable, sauf exception, pour un médecin ou un soignant de passer toute sa carrière "à accomplir les mêmes gestes" dans une même unité.

Cela doit pouvoir s'anticiper.

IV - Conclusion

A) Scénarii organisationnels possibles:

1 - Maintien de la sectorisation en psychiatrie hospitalière et ambulatoire

Ce modèle ne paraît plus très adapté aux exigences de l'évolution contemporaine de la psychiatrie en particulier en ce qui concerne l'hospitalisation et les critères qualitatifs en vigueur.

Il deviendra de plus en plus difficile d'envisager la prise en charge de patients très différents dans de grandes unités court séjour généralistes.

L'organisation et le découpage géographique peuvent demeurer pertinents dans la mesure ou la délimitation géographique des secteurs reste souple et à même de s'adapter à l'évolution des populations.

2 - Application de la départementalisation pour l'hospitalisation

Ainsi que nous avons tenté de le démontrer, ce modèle paraît plus adapté si l'on tient compte du contexte actuel et de l'évolution des pratiques.

Il parait surtout pertinent pour l'hospitalisation temps plein. Il est d'un intérêt moindre, car d'une trop grande complexité, pour la psychiatrie ambulatoire qui semble plutôt relever d'une organisation géographique au niveau des secteurs ou des territoires.

Il est à signaler cependant que des consultations spécialisées en addictologie existent dans de nombreuses villes. Il en est de même pour les CMP et CMPP de la psychiatrie infanto juvénile.

3 - Départementalisation partielle ou progressive d'un hôpital sectorisé

Il semble que ce scénario soit celui qu'aient retenu un certain nombre d'hôpitaux et que les structures nouvelles qu'ils développent depuis un certain nombre d'années, soient la plupart du temps, des départements à vocation intersectorielle.

Il semble qu'une pression soit exercée par les autorités de tutelle pour que de telles structures voient le jour et remplacent progressivement les anciennes structures sectorielles.

Les structures que l'on rencontre le plus fréquemment sont des structures d'urgence ou d'admission intersectorielle, de géronto-psychiatrie, d'alcoologie, d'adolescents, de patients à risque comportemental...

Il semble qu'au niveau politique, un choix ait déjà été fait et que le financement de nouvelles structures dépende de projets faisant appel à ce type d'organisation.

4 - L'occurrence de ces scénarii est liée à l'évolution de l'environnement économique et à ses incertitudes

Ces facteurs sont:

a - **Le choix d'un financement par projet** et de l'ajustement permanent par les ARS du système hospitalier aux besoins médicaux réels de la population.

b - **La politique qualité** et les exigences de plus en plus grandes en matière de qualité des soins, d'information du patient, de transparence, de technicité et de conformité à des "références opposables" ou à des "bonnes pratiques".

c - **L'évolution scientifique**. Les savoirs thérapeutiques évoluant constamment, nous sommes poussés vers la sur spécialisation médicale qui implique la mise en place de certains types d'organisation.

5 - Quelle est la place des pôles en psychiatrie?

Nous ne savons pas ce que deviendra l'organisation des pôles à l'hôpital dans un proche avenir.

La question de la taille des pôles et de la manière dont ils doivent être organisés en psychiatrie a, ces dernières années, fait l'objet de vives polémiques entre corps médical et directeurs d'hôpitaux.

L'idée initiale de la mise en place des pôles était de réduire le nombre jugé trop important des services qui s'étaient au cours de leur histoire développés de manière anarchique et de les confier à des médecins responsables mieux formés que leurs prédécesseurs, surtout en matière de management.

Les syndicats professionnels de psychiatres hospitaliers ont toujours demandé la parité pole secteur, ce qui aurait permis le maintien de l'organisation actuelle jugée satisfaisante par les médecins.

N'est t'il pas temps, cependant, de se questionner sur la pertinence et le sens actuel de la sectorisation psychiatrique en tant que mode d'organisation exclusif de la psychiatrie publique?

Si ce mode organisationnel devait perdurer, le pôle devrait t'il n'être qu'un regroupement de plusieurs secteurs adultes et de combien le cas échéant?

Le modèle économique du pôle est intéressant lorsqu'il s'agit de mutualiser les moyens des services surtout en période de pénurie et afin de limiter les doublons liés à un excès de cloisonnement ou à un défaut de transversalité dans leur organisation actuelle.

Enfin comment les pôles pourraient t'ils être organisés s'ils devaient répondre à une logique différente? Cette logique pourrait être une organisation par départements qui tendrait à répondre de manière optimale aux besoins recensés d'un territoire de santé.

Nous nous dirigeons vers un éclatement de la psychiatrie et probablement de ses modes de financement sous l'effet des impératifs de l'évolution scientifique. Nous nous dirigeons de même vers la spécialisation des modes de prise en charge consécutive aux nouvelles exigences en matière de politique qualité ou de celles qui émanent du patient lui-même.

Nous serons amenés à déterminer, ce qui en psychiatrie, relève vraiment d'une Mission de Service Public et ce qui pourrait faire l'objet d'une "marchandisation" soumise à la concurrence ou qui pourrait relever d'un type de financement autre que celui de l'assurance maladie.

Quels sont les soins qui relèvent réellement d'une l'hospitalisation temps plein telle qu'elle est conçue actuellement? Quels sont ceux qui pourraient relever d'un autre type de financement pour ce qui est de la part liée à l'hébergement?

Nous nous dirigeons donc vers une différenciation des indications d'hospitalisations psychiatriques tant sur le plan technique que sur celui de leur mode de prise en charge.

Dans tous les cas l'hôpital ne peut plus se permettre d'être le lieu où se règlent les problèmes d'hébergement ou de perte d'autonomie. Ce fait est encore loin d'être reconnu par l'ensemble des professionnels de santé et par les familles des patients.

Les hôpitaux pourraient être associés à des structures médico-sociales ou d'hébergement qui ne seraient pas financées par l'assurance maladie et qui autoriseraient l'accueil en urgence d'individus ou de familles en situation de précarité. Cet accueil permettrait d'éviter le passage "obligé" par l'hôpital

La contrepartie de ce système est que le financement des structures médico-sociales devrait pouvoir être obtenu sans délai.

Dans tous les cas l'hôpital ne devrait jamais être la solution d'attente ou de premier recours d'une urgence sociale. D'un point de vue strictement financier, ce mode organisationnel représente la pire des solutions.

L'accès à des mesures d'hébergement d'urgence ou de prise en charge rapide de la dépendance devrait être aussi rapide que l'accès actuel aux soins.

Les soins médicaux hospitaliers pourraient, en cas de nécessité, se greffer et s'organiser sur les lieux de la prise en charge sociale ou médico-sociale des patients. Nous sommes conscients que ce type d'organisation est bien plus concevable en psychiatrie qu'en MCO.

B) Evolutions prévisibles du contexte:

Ces évolutions pourraient être:

1 - Un redécoupage de la spécialité psychiatrie

Ce "démantèlement" pourrait conduire la psychiatrie hospitalière à se recentrer sur sa spécificité première: la prise en charge de la psychose.

2 - Une sur spécialisation des psychiatres

Cette sur spécialisation serait le corollaire d'un éclatement de la discipline en sous spécialités du fait de l'évolution scientifique et des exigences actuelles en matière de bonnes pratiques et de qualité des soins.

N'oublions pas qu'un certain nombre de disciplines se sont successivement détachées de la psychiatrie. Parmi elles figurent: la neurologie, la psychiatrie infanto juvénile, l'addictologie, la géronto-psychiatrie, la psychothérapie...

3 - Une réduction progressive du poids de l'hébergement à l'hôpital

Sa contrepartie étant le maintien d'une importante médicalisation de ce qui relèvera toujours de la spécificité de l'hôpital. L'hôpital demeurant le recours ultime en cas de situation médicale urgente ou difficile.

4 - L'hospitalisation sous contrainte demeure la part incompressible de la   psychiatrie publique

L'addictologie, la géronto-psychiatrie pourraient à terme être pratiquées à l'hôpital général.

Tout ce qui relève des soins sous contrainte dans le traitement de la psychose et d'un certain nombre de pathologies aigues devrait, par contre, toujours relever de l'hospitalisation court séjour et demeurer sa spécificité.

5 - Une dissociation des prises en charge médicale et médico-sociale.

Une évolution surtout ambulatoire de la psychiatrie dans le secteur sanitaire est à prévoir.

Les problèmes liés à l'hébergement devraient se régler en amont et exclusivement en foyers d'urgence ou dans le secteur médico-social.

Le risque comportemental et la dangerosité par devraient, par contre, se gérer exclusivement à l'hôpital public et dans le cadre d'une Mission de Service Public.

Pour ce qui est des pathologies traitées en séjour psychiatrique libre (SPL), il pourrait y avoir une dissociation des soins et de l'hébergement, en particulier pour ce qui est du mode de financement. Les soins relèveraient toujours de l'assurance maladie et l'hébergement, selon les cas, de l'assurance maladie ou d'un autre type de prise en charge tel que les assurances privées.

6 - Une diversification des modes de financement

Cette diversification se ferait en fonction des pathologies et des populations concernées.

Il est prévisible que dans les années à venir l'assurance maladie doive se désengager progressivement du remboursement des soins médicaux du fait de son déficit de recettes. Ce phénomène conduirait nécessairement à un développement réactionnel de l'offre des assurances complémentaires privées ou des mutuelles.

On peut imaginer une offre privée complexe, peu lisible pour l'assuré avec malgré tout des gardes fou imposés par l'Etat.

On peut imaginer un rôle de contrôle et de centralisation joué par la Sécurité Sociale qui, pourquoi pas, deviendrait caisse pivot et prestataire de service pour les assurances privées.

Il est à signaler que ce problème concernerait plus la psychiatrie privée que la psychiatrie publique. Il est possible d'estimer qu'environ 80% des patients suivis en psychiatrie publique bénéficient d'une affection longue durée (ALD).

7 - Une concurrence de l'offre de l'hospitalisation privée pour les pathologies légères

Une offre adressée aux pathologies dépressives et névrotiques légères existe déjà dans la psychiatrie privée.

Les séjours en clinique privée sont encore facturés en prix de journée, mais ils pourraient évoluer vers une forme de tarification à l'activité. Ce système inciterait à une plus grande efficience des soins plutôt qu'à une prolongation illimitée de la durée de l'hospitalisation.

C) Idées et pistes de réflexion:

Pour conclure, nous nous risquerons à formuler quelques propositions:

1 - L'hospitalisation psychiatrique libre (SPL) pourrait être organisée sur le mode de la départementalisation et financée par un système de dotation globale pondéré par l'activité.

L'activité évaluée de chaque hôpital devrait permettre une répartition équilibrée de l'enveloppe budgétaire entre les divers hôpitaux d'un même territoire de santé.

A terme, et en cas de nécessité ou de désengagement de l'assurance maladie, on pourrait envisager un système de financement complexe qui dissocierait l'hébergement et les soins avec une part croissante de la prise en charge de l'hébergement par les assurances privées et les mutuelles. Les soins ne relèveraient, dans tous les cas, que de l'assurance maladie.

2 - L'hospitalisation sous contrainte (SPDT, SPPI, SPRE) ne devrait être financée que sous forme de Mission de Service Public.

Elle ferait ainsi l'objet d'un mode de financement par dotation globale qui devrait impérativement rester indépendant des aléas liés au mode de facturation, en particulier elle ne devrait pas générer de problèmes de trésorerie. Elle devrait aussi répondre à des critères de qualité comme facteurs de pondération des enveloppes.

3 - Les CMP pourraient être financés à l'activité et répartis en sous secteurs de population de 30000 habitants.

Le caractère incitatif d'un mode de financement à l'activité se justifierait par le fait que leur développement ne pourrait que réduire la part de l'hospitalisation temps plein et donc de l'hébergement plus couteux.

Les CMP sont la seule véritable alternative à l'hospitalisation.

4 - Un regroupement global des structures d'hospitalisation lourdes au niveau d'un département ou d'un territoire de santé.

Ce type d'organisation permettrait la mise en place de synergies au niveau des personnels et de la logistique.

A titre d'exemple dans le domaine du benchmarking nous signalerons qu'en Allemagne la taille moyenne des hôpitaux est le double de celle des hôpitaux français et qu'il y a un tiers de personnel en moins par lit d'hôpital (Institut Thomas More, Analyse comparative de la dépense publique en France et en Allemagne, note de benchmarking N°10, mars 2012).

5 - Un développement du secteur médico-social permettrait une réduction significative des journées d'hospitalisation

Cette réduction serait rendue possible par l'adossement des hôpitaux à des structures médico-sociales et d'hébergement, gérées par le secteur associatif. Le développement d'une telle organisation permettrait de meilleures synergies entre secteurs médical public et médico-social associatif.

De telles structures existent déjà dans beaucoup d'hôpitaux, mais elles sont encore très insuffisantes pour répondre aux besoins.

6 - La nomination par le Ministère de la Santé d'un Directeur Médical par hôpital qui pourrait être formé par l'EHESP.

De formation médicale, sa place et ses prérogatives resteraient à définir par rapport à celles du président de la CME.

Dans tous les cas il donnerait un caractère plus "exécutif" et une plus grande autonomie aux décisions strictement médicales.

Il ne serait pas tributaire des avis de la CME, ni préoccupé par son éventuelle réélection comme l'est un président de CME.

Il serait relativement indépendant par rapport au Directeur de l'hôpital en particulier pour toute question touchant à l'exercice médical et à la privation de liberté des patients.

Les praticiens hospitaliers étant affectés par le CNG dans un hôpital, les responsables de services, pôles ou structures internes pourraient être nommés par avis conjoint du directeur général et du directeur médical.

Un tel système ne pourrait que favoriser l'optimisation des circuits de la prise de décision médicale.

7 - Enfin pour ce qui est du New Public Management...

"Le projet du New Public Management est d'insuffler « l'esprit d'entreprise » dans l'appareil d'Etat en introduisant des logiques de marché dans son fonctionnement, perspectives de la gouvernance privée comprises, c'est-à-dire en faisant comme si la concurrence qui est toujours citée comme étant fondatrice de l'efficience du marché puisse tenir lieu de principe politique." (Pesqueux Yvon: Le nouveau management public, CNAM, hal-00510878; Aout 2010)

La question qui se pose à nous n'est plus: " Faut t'il emprunter des idées ou des pratiques aux entreprises privées?" Mais plutôt: "Quelles idées ou quelles pratiques pourraient l'être?"

Il faudrait parvenir à déterminer la part optimale de l'Etat et des missions de service public et celle du marché et de la libre concurrence en psychiatrie.

Dans quels domaines et de quelles manières pourrait s'exercer la concurrence sans porter préjudice à l'Ethique et à la qualité des soins?

Il apparaît, qu'à l'hôpital, les CMP seraient, de par leur vocation de freins à l'hospitalisation, les seules structures qui pourraient bénéficier utilement d'un financement direct à l'activité.

Si un tel mode de financement devait favoriser le développement de leur activité, cela ne serait pas un problème si l'on aboutissait, à terme, à une réduction des hospitalisations.

L'hospitalisation temps plein couteuse doit rester relativement "protégée" quant à son accès direct surtout si la demande des usagers est parfois abusive et pas nécessairement motivée par des raisons strictement médicales.

Dans tous les cas, l'hospitalisation ou sa durée excessive ne doivent pas pallier aux déficiences du secteur médico-social et surtout à celles de l'hébergement social d'urgence.

La compétition, en matière de qualité des soins, pourrait enfin, être bénéfique si elle existait entre les hôpitaux publics ou encore entre les secteurs public et privé.

"Le problème auquel seront confrontés presque tous les leaders à l'avenir sera de développer l'architecture sociale de leur organisation de manière à ce qu'elle génère du capital intellectuel.
" Warren Bennis

D - Tableau de synthèse

Sectorisation	Département
Secteur géographique Financement moins spécifique	Pathologie spécifique (ou indication spécifique) Financement par projet
Equipe généraliste Formation plus générale Projet global Protocoles multiples Moins bonne maîtrise Moins bonne qualité des soins Risques plus importants Plus grande promiscuité des patients Moins bonnes conditions de séjours	Equipe spécialisée Formation spécifique Projet spécifique Protocoles spécifiques et en nombre limité Meilleure maîtrise Meilleure qualité des soins Réduction des risques Moindre promiscuité des patients Meilleures conditions de séjours

Sélection uniquement géographique des patients (problème pour hors secteurs)	Sélection souvent trop étroite des patients
Accès plus direct	Accès moins direct (mais variable selon projet)
Recrutement plus facile du personnel	Personnel plus difficile à recruter
Permanence des soins plus facile à assurer	Permanence des soins plus difficile

Tableau 1: Comparaison avantages (bleu) et inconvénients (vert) des organisations sectorielle et par département.

V - Bibliographie

Amar Anne, Berthier Ludovic: Le nouveau management public: Avantages et limites, Réseau d'Enseignants Chercheurs et Experts en Management public. Université Paul Cézanne, Aix en Provence, 2007

Coldefy Magaly, Le Fur Philippe, Lucas-Gabrielli Véronique, Mousquès Julien: Cinquante ans de sectorisation psychiatrique en France: des inégalités persistantes de moyens et d'organisation, Questions d'économie de la Santé, n°145 Aout 2009.

G. Borgès Da Silva, la qualité des soins en hôpital psychiatrique: revue de la littérature et perspectives. Santé publique 2003, volume 15, n°2, pp 213-222

Cour des comptes, L'organisation des soins psychiatriques: les effets du plan psychiatrie et santé mentale 2005-2010, rapport public thématique, décembre 2011

Direction générale de l'offre de soins, La campagne tarifaire et budgétaire 2011 des établissements de santé.

Institut Thomas More, Analyse comparative de la dépense publique en France et en Allemagne, note de benchmarking N°10, mars 2012.

Kovess Viviane, Evaluation de la qualité en psychiatrie, Santé publique, Ed Economica, 1994.

Loi du 5 juillet 2011 relative aux droits et à la protection des personnes faisant l'objet de soins psychiatriques et aux modalités de leur prise en charge, Journal officiel du 6 juillet 2011

Ministère chargé de la Santé, Plan psychiatrie et santé mentale 2011-2015, 2012

Ministère chargé de la Santé, Plan psychiatrie et santé mentale 2005-2008, 2005

Mintzberg Henri, Le management: voyage au centre des organisations. Editions d'organisation, Paris 2004

Mintzberg Henri, Managing the care of health and the cure of disease, Health care management review, Aspen publishers 2001

Mintzberg Henri, Toward healthier hospitals, Mc Gill University, Montreal Canada 1997

Mission nationale d'expertise et d'audit hospitalier, Les indicateurs en psychiatrie, analyse de l'activité, mesure de l'efficience, novembre 2008

Mougeot Michel, Naegelin Florence, Régulation et tarification des hôpitaux, Ed Economica, avril 2011.

Pesqueux Yvon: Le nouveau management public, CNAM, hal-00510878; Aout 2010.

Syndicat des Psychiatres des Hôpitaux; Eléments pour une organisation rationnelle de la Psychiatrie, Assemblée générale, Arcachon septembre 2009.

www.ingramcontent.com/pod-product-compliance
Lightning Source LLC
Chambersburg PA
CBHW031925170526
45157CB00008B/3048